第3辑

中西医结合慢性病
防治指导与自我管理丛书

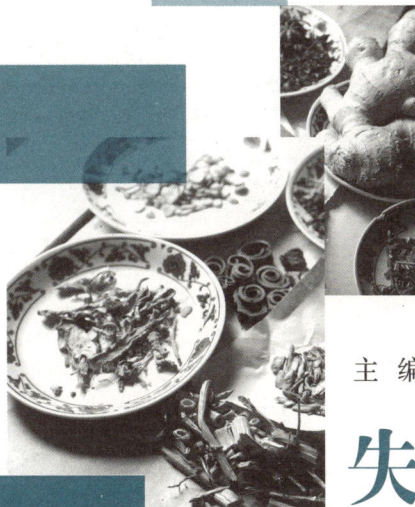

主编⦿韩旭

失　眠

人民卫生出版社

图书在版编目（CIP）数据

失眠 / 韩旭主编. —北京：人民卫生出版社，2017
ISBN 978-7-117-25303-1

Ⅰ. ①失… Ⅱ. ①韩… Ⅲ. ①失眠－中西医结合疗法
Ⅳ. ①R749.705

中国版本图书馆 CIP 数据核字（2017）第 245290 号

| 人卫智网 | www.ipmph.com | 医学教育、学术、考试、健康，购书智慧智能综合服务平台 |
| 人卫官网 | www.pmph.com | 人卫官方资讯发布平台 |

失　眠

主　　编：韩　旭
出版发行：人民卫生出版社（中继线 010-59780011）
地　　址：北京市朝阳区潘家园南里 19 号
邮　　编：100021
E - mail：pmph @ pmph.com
购书热线：010-59787592　010-59787584　010-65264830
印　　刷：北京机工印刷厂
经　　销：新华书店
开　　本：787×1092　1/32　印张：6
字　　数：97 千字
版　　次：2017 年 11 月第 1 版　2019 年 3 月第 1 版第 2 次印刷
标准书号：ISBN 978-7-117-25303-1/R · 25304
定　　价：26.00 元

失　眠

主　编　韩　旭

副主编　李七一　艾炳蔚

编　委　（按姓氏笔画为序）

王大壮　王高丹　王密密

朱丽科　刘　芳　刘梦云

张　燕　张曙光　武建海

季　艳　赵凤依　姚秋菊

唐　蕾　黄筠涵　韩　红

前言

　　自然界昼夜交替是一种自然规律——昼夜节律；人类在漫长的进化过程中，逐渐形成了"日出而作，日落而息，入夜则寐，入昼则寤"的生理规律——睡眠规律，这是人类与自然规律相协调，并赖以生存和保证自身健康的基本生理规律之一。如果人体的睡眠规律由于某些原因发生了紊乱，就会出现睡眠障碍，其中失眠是最为常见的睡眠障碍病症。

　　随着社会的发展、人们生活方式的改变，失眠已经成为危害人类健康的一大主要问题，很多人受到失眠的困扰。世界卫生组织宣布：因睡眠障碍引起的疾病占各类疾病总数的80%以上，而失眠又是导致很多疾病的直接原因，多种身心疾病的发生都和失眠有着千丝万缕的联系。青少年长期失眠会导致机体免疫力下降、注意力不集中，严重的还会延缓或停止正常发育；女性长期失眠，少女易引起皮肤衰老、面容憔悴、月经不调，中年妇女会加重更年期综合征，出现忧郁、头痛、易怒，引起家庭矛盾；中老年人长期失眠，会导致精力不足、情绪低落、急躁、易冲动，并会导致多种慢性疾病，如高血压、糖尿病、心脏病、胃肠病、神经衰弱的发生，严重者还可能危及生命。因此，失眠并不仅仅是一个单纯的睡眠问题，积极改善睡眠状况是保证全身健康的重要前提。为此，世界卫生组织规定，每年3月21日为世界睡眠日，以此警示世人重视睡眠。

失眠的危害是多方面的，目前，关于失眠的治疗，很多人还依赖于药物，而安眠药物的依赖性和其他副作用也是尽人皆知的。为了让广大失眠患者尽快摆脱失眠的痛苦，本书用通俗易懂的语言详细介绍了有关失眠的最新知识，通过基础知识导航、个人调理攻略、名家防治指导、药食宜忌速查、医患互动空间五个章节，由浅入深地对失眠的基本概念、危险因素、发病机制和临床分型、临床诊断和治疗以及预防保健等知识进行了阐述。

　　失眠的治疗是一个长期的过程，如何在医学治疗的基础上进行有效的生活方式的干预，已经受到越来越多的重视。本书以中西医结合为体，充分发挥中医药优势与特色，分章节介绍失眠预防、康复、保健、调养、饮食、拔罐、刮痧、心理调适等内容，指导患者对于疾病进行科学、综合、全方位、多角度的管理，以期形成一个以患者为中心，医患互动，个体化、针对性强的疾病自我管理模式。

　　本书作为一本与失眠相关的的医学科普书，对失眠患者具有较强的实用价值。期待本书能为广大读者答疑解惑，解除患者的疾病痛苦；同时，期望本书能对于医学相关从业人员有一定的参考价值。

编　者

2017年6月

目录

一、基础知识导航 ……………………………… 1

（一）什么是失眠 ………………………………… 2

（二）中西医如何认识失眠 ……………………… 2

    1. 西医学对失眠的认识 ………………… 2

    2. 中医学对失眠的认识 ………………… 3

（三）失眠如何自我诊断 ………………………… 6

（四）失眠的发病情况知多少 …………………… 8

    1. 失眠的病因是什么？ ………………… 8

    2. 影响因素是什么？ …………………… 9

（五）哪些人容易失眠？ ………………………… 11

（六）失眠的危害有哪些 ………………………… 12

二、个人调理攻略 ……………………………… 21

（一）运动疗法 …………………………………… 22

（二）常用药膳知多少 …………………………… 29

（三）药食小方 …………………………………… 43

（四）如何开展按摩疗法 …………………… 45

（五）如何进行心理调适 …………………… 48

（六）如何开展自我预防 …………………… 49

（七）误区 …………………………………… 55

三、名家防治指导 …………………… 57

（一）西医治疗 …………………………… 58

（二）中医治疗 …………………………… 69

（三）康复治疗 …………………………… 81

（四）预防措施 …………………………… 86

四、药食宜忌速查 …………………… 97

（一）中西药的特色有哪些 ……………… 98

（二）药物禁忌知多少 …………………… 99

（三）饮食宜忌知多少 …………………… 100

（四）调摄误区知多少 …………………… 103

（五）日常饮食推荐 ……………………… 105

五、医患互动空间 …………………… 115

（一）专家答疑 …………………………… 116

1. 睡眠时间与年龄有怎样的关系？…… 116

2. 如何提高睡眠质量？…………………… 117

3. 引发失眠的原因有哪些？…………… 120

4. 什么样的睡眠姿势最恰当？ ………… 122

5. 失眠一定要用安眠药吗？什么情况下
   不需要用安眠药？ ………………… 123

6. 什么时间服用治疗失眠的药物合适？ … 124

7. 运动锻炼对失眠有何作用？ ………… 126

8. 热水浴有助于改善睡眠吗？失眠者
   如何进行热水浴？ ………………… 127

9. 温度、湿度与睡眠关系密切吗？ …… 128

10. 睡姿与失眠的关系如何？ ………… 129

11. 酒精与失眠的关系怎样？ ………… 130

12. 咖啡与失眠的关系怎样？ ………… 131

13. 饮食与失眠有什么关系？ ………… 131

14. 运动与失眠关系密切吗？ ………… 132

15. 常见药物与失眠的关系如何处理？ … 132

16. 疾病与失眠的关系有哪些方面？ … 133

17. 妇女月经周期与失眠有关吗？ …… 134

18. 为什么老年人看电视即可睡觉，上床
    却失眠？ ………………………… 134

19. 安眠药会引起失眠吗？ …………… 134

20. 安眠药引起的失眠有哪些表现？ … 135

21. 为什么有的人睡眠中会出现头痛？ … 136

22. 睡眠期间出现的头痛会导致失眠吗？
    ………………………………… 136

23. 使用安眠药有哪些注意事项？ ······ 137

24. 何时进行运动有助于睡眠？ ········ 139

25. 选择运动防治失眠应注意哪些
   问题？ ····························· 140

26. 老年失眠病人选择运动时应注意
   什么？ ····························· 141

27. 如何正确饮用牛奶以助睡眠？ ······ 142

28. 失眠病人应遵循哪些饮食治疗
   原则？ ····························· 143

（二）名医名院 ······························· 145

参考文献···································· 175

一、基础知识导航

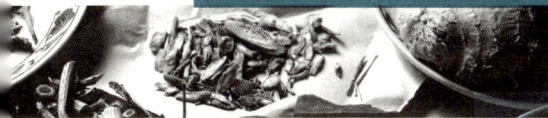

（一）什么是失眠

失眠，即睡眠失常，是指无法入睡或无法保持睡眠状态，导致睡眠不足。又称入睡和维持睡眠障碍，为各种原因引起入睡困难、睡眠深度或频度过短、早醒及睡眠时间不足、全身乏力，倦怠感觉，是一种常见病。

中医学称之为"不寐""目不瞑""不得眠"等，即失眠，是指经常不能获得正常睡眠为特征的一种病症。其表现不一，有的难以入寐；有的寐而易醒，醒后再难入眠；有的时醒时寐，睡眠质量差；严重者整夜不能入睡。由于未能获得充足的睡眠，醒后常伴有头昏头痛、神疲乏力、反应迟钝等症状。

（二）中西医如何认识失眠

1. 西医学对失眠的认识

西医学对于失眠的病因大致分为以下几点：

（1）心理精神因素引起的失眠：包括情绪调整不良性失眠、心理生理性失眠、习惯不良性失眠、入睡条件性失眠。

（2）环境性失眠：由于环境因素作用于躯体导致的失眠。或由于环境因素对机体的直接干扰，如酷暑、寒冷、噪音、强光等。这种情况下，环境因素解除后失眠会消除。

（3）精神疾病引起的失眠：因各种神经系统疾病或精神病引起的失眠。精神分裂患者，会出现失眠，这是由于他本身的疾病造成的，需要专门的药物才能治疗。

（4）躯体疾病引起的失眠：如患者有心力衰竭、哮喘、消化系统溃疡的病史，会导致失眠，如果病情得到控制，睡眠质量也会改善。

（5）睡眠节律失调性失眠：如由倒时差引起，或经常倒班工作的人群会引起失眠。经常上夜班的人，往往上班时间瞌睡，早晨下夜班后又会睡不着觉。

（6）药物引起的失眠：应用药物后引起的失眠。如某些药物有神经兴奋作用，如咖啡因、茶碱、甲状腺素、抗震颤麻痹药等。停用这些药物失眠程度会减轻或消失。

（7）老年性失眠：表现为吃过晚饭后瞌睡，并且多早醒、多醒。老年人在坐着的时候容易打瞌睡，但是躺在床上后，又不容易入睡。这在老年人群中比较普遍，可能是大脑供血不足造成的。

2. 中医学对失眠的认识

（1）失眠，中医学又称"不寐""目不瞑""不得眠"等。对于失眠的病因，中医理论认为是因为"阳不入阴"而导致的。在中医理论里，凡是运动着的、外向的、上升的、温热的、明亮的事物都属于"阳"，凡是静止的、内守的、下降的、寒冷的、晦暗的事物都属于"阴"。在这里，"阳不入阴"是指，人体的精神总是处于兴奋状态，不能够抑制下来，所以在该安静的时候不能安静下来，在该睡觉的时候不能够入睡。

（2）明代医家张景岳在《景岳全书》中指出了失眠的病因有虚实两种情况："不寐证虽病有不一，然惟知邪正二字则尽之矣。盖寐本乎阴，神其主也。神安则寐，神不安则不寐；其所以不安者，一由邪气之扰，一由营气之不足耳。有邪者多实，无邪者皆虚。"他这句话的意思是，失眠的原因不外乎两种：一种是由于人体体质比较虚弱（主要是阴血不足），不能够正常地入睡；另外一种是由于外部的邪气太强，比如说平时摄入太多的食物，导致食物残留于体内，或体内有瘀血，这些均可导致失眠。

（3）与失眠有关的脏腑：心、肝、肾、胆、胃等多个脏器均与失眠有关。

1）心是主管人的心理活动以及人的精神的，所以心火太大，或者心脏内的血液不足的话，都可以导致失眠。

2）肝脏是调节人的情绪的，如果人的情绪总是处于抑郁状态的话，肝脏的功能就会受到影响，那么，肝脏就会反过来作用于人的情绪，导致情绪越来越压抑，压抑太久，人就会不由自主地发火，导致失眠。

3）肾主要是制约心火的，如果肾中的津液不足，就不能够抑制心火的亢盛，所以就会出现失眠。

4）胆在中医理论里的主要作用是主管人做决断的能力，如果一个人胆气不足（胆小），做事情就会犹犹豫豫、优柔寡断，而这样的人就容易患失眠的毛病。

（4）中医里有句话叫"胃不和，则卧不安"。意思就是，胃里有太多的食物会影响睡眠，胃里的食物不够也会影响睡眠。简言之，就是太饿了会失眠，太饱了也会失眠。

（5）根据中医的辨证论治理论，失眠多分为以下五型：

1）肝郁化火：此型多突然发病，往往由生气、恼怒或长期情绪抑郁引起。此型患者一般性情急躁，容易生气。这类失眠表现为入睡困难，且睡眠时间少，甚至整夜不能入睡。还有眼睛发红，自觉耳鸣（声音较大），嘴里总是觉得苦，早晨起来明显容易口渴，口渴时喜欢喝凉的东西，大便干，小便发黄。

2）痰热内扰：此型常由于饮食不节制，暴饮暴食，摄入大量高热能、难消化的食物，或经常喝酒，导致肠胃受热。表现为入睡困难，感觉头晕，头部沉重，胸闷，恶心，心烦，不想吃东西，老是感觉肚子胀，大便味道很臭，且不畅通。

3）阴虚火旺：多因体质虚弱，或者纵欲过度，遗精等导致。表现为心烦，入睡困难，手脚心热，睡觉时老出汗，耳鸣（声音较低），健忘。

4）心脾两虚：多见于老年人，或大病之后，或长期受慢性病的困扰。表现为多梦易醒，头昏眼花，肢体乏力，面色发黄且没有光泽。

5）心胆气虚：该型患者平时就胆小，容易受惊。发病时往往由于突然受惊，或突然听到剧烈的声响，或看到了恐怖的情景，或遇到了一些突发的事情。表现为经常噩梦，容易惊醒，胆小，心慌，遇事害怕。

（三）失眠如何自我诊断

1. 经常性不能获得正常的睡眠，可表现为不易入睡，或睡而易醒，或时醒时寐，甚或彻夜不寐。轻者入睡困难或睡而易醒，醒后不寐，连续

3周以上，重者彻夜难眠。

2．常伴有头痛头昏、心悸健忘、神疲乏力、心神不宁、多梦健忘或反应迟钝等。

3．发病前可有情绪不宁或劳倦内伤等病史。

4．如果您有以下症状中的2项以上，那么您要注意了，您可能已经患上了失眠。

（1）入睡困难，翻来覆去总是睡不着觉。

（2）不能熟睡，睡眠时间减少，觉得自己睡觉很轻。

（3）早醒、醒后无法再入睡。往往刚睡了2个多小时，就突然醒来，然后就再也睡不着了。

（4）频频从噩梦中惊醒，感觉自己整宿都在做噩梦。

（5）睡过之后精力没有恢复，虽然睡了很长时间，但是醒来后还是觉得很累。

（6）容易被惊醒，有的人是因为轻微的声音，有的是因为突然来的光亮。

（7）白天反应迟钝，无精打采，注意力也不能集中，甚至感觉全身肌肉疼痛。

（8）白天容易打瞌睡，午睡时入睡很容易，而且能睡很长时间（2个多小时）

（9）以上症状每周至少发生3次，并持续1个月以上。

（四）失眠的发病情况知多少

1. 失眠的病因是什么？

（1）环境原因：常见的有睡眠环境的突然改变。

（2）个体因素：不良的生活习惯，如睡前喝咖啡、吸烟等。

（3）躯体原因：广义地说，任何躯体的不适均可导致失眠。

（4）精神因素：包括因某个特别事件引起兴奋、忧虑所导致的机会性失眠。

（5）情绪因素：情绪失控可引起心境上的改变，这种改变特别会在情绪不稳时表现出来，它可以是由某些突发事件引起，如特别的喜事或特别的悲伤、生气等都可导致失眠。这种因突发事件引起的失眠只是一种现象，可能是偶然发生的、暂时的；而更严重的失眠则是长期存在睡不好的现象，他们的情绪持续性地处于低落状态，紧张、害怕、担心、怀疑、愤怒、憎恨、抑郁、焦虑等情感不仅占据他们白天的感觉器官，而且就连晚上也仍然欲罢不能。

（6）服用药物和其他物质引起的失眠：服用中枢兴奋药物可导致失眠，如减肥药苯丙胺等。长期服用安眠药，一旦戒掉，也会出现戒断症状——睡眠浅，噩梦多。茶、咖啡、可乐类饮料等含有中枢神经兴奋剂——咖啡碱，晚间饮用可引起失眠。酒精干扰人的睡眠结构，使睡眠变浅，一旦戒酒也会因戒断反应引起失眠。

2. 影响因素是什么？

影响老年人睡眠的因素包括疾病因素、生理因素、外在因素三种。其中，疾病因素是指由身体的各器官病变所引起的睡眠障碍，对于此类因素引起的睡眠障碍，需在专业医师指导下进行药物治疗。生理因素，即老年人的自身生理因素，如老年人褪黑素分泌水平降低、睡眠质量显著下降等。外在因素包含了老年人生活的环境、生活习惯等。

（1）疾病因素：老年人由于年龄的增长，机体功能减退，有可能患有一种或多种疾病：如心脑血管病、胃肠道疾病、肝病、肾病、糖尿病、肺系疾病（咽炎、慢性支气管炎、哮喘等），以及手术后疾病和其他精神疾病等。有些疾病需要长期服药，这些药物如扩血管药、抗生素、抗结核药等，常有失眠、嗜睡等不良反应。另外，睡眠障碍也常常是抑郁症、焦虑症等精神疾病的外在表现症状。这些影响因素相互作用，使老年人产生严重的睡眠障碍。

（2）生理因素：老年人的睡眠特点主要表现为睡眠质量显著下降，睡眠效率降低，比以往的睡眠时间减少很多，入睡困难，夜间睡眠较浅且易醒，外界环境对睡眠影响较明显，觉醒次数增加，这是由于老年人体内分泌的一种胺类激素——褪黑素，分泌水平减低和分泌量明显减少所造成的。褪黑素是人体大脑内松果体腺释放出的物质，而松果体素控制着人体的生物时钟。

（3）外在因素

1）家庭、社会方面：老年人经历的事情很多，因此各种各样的心理刺激也很多：如子女分居、退休后地位改变、独居后的孤独、无用、无助之感，都可以成为老年人的刺激因素。尤其是老年女性，对家庭关系、儿女前途及第三代人的生活琐事较男性更为关心，处于家庭生活的中心，更容易受家庭生活因素的影响。

2）不良睡眠习惯方面：有些老年人喜欢开窗且不拉窗帘睡觉，爱睡硬板床、睡前喜欢饮酒、喝茶，睡前搞室内环境卫生，不能规律起睡，没有睡前喝热牛奶等习惯。应教育老年人纠正不良睡眠行为，养成良好的促进睡眠的习惯，从而提高睡眠质量，减少因睡眠问题引发的各种疾病的发生率，增加其舒适感。

（五）哪些人容易失眠？

1. 学习、工作压力大，心理承受能力不足，精神过度敏感者。以青年学生和脑力劳动者而且不注意劳逸结合者为多，因大脑长期处于紧张、兴奋状态，难以转入抑制状态，加上精神压力大，心理承受能力不足，易引起焦虑、抑郁而导致失眠。少数青少年临近升学考试时，因精神过度紧张发生失眠，求助于安眠药。其实，服用安眠药有时会适得其反，出现精力不集中、反应迟钝、记忆力减退等多种不良反应。因为未成年人处于生长发育阶段，新陈代谢快，长期服用安眠药会不自觉地增大药量，容易成瘾，产生耐药性，影响身心健康。

2. 工作生活无规律者，轮值夜班者。由于人体的"生物钟"经常被打乱，久而久之，易引起失眠。

3. 体质虚弱或有严重躯体疾病、精神疾病者，身心的任何不适均可影响睡眠。如贫血或血压偏低的人易患失眠。

4. 打鼾的人。由于呼吸道不通畅，使睡眠时处于缺氧状态，也会睡不好。

5. 老年人。年龄越大失眠发生率就越高。因为老年人失眠的原因多，比如睡眠的时间相对于青少年为少，多伴有一种或多种躯体疾病，机体的多系统功能大多减退，特别是肝、肾等重要代谢器官功能已明显衰退，长时间服用安眠药容易过量，容易产生耐药性。所以，老年人要慎用镇静安眠类药物。

6．女性由于排卵期、月经期、妊娠期或更年期均易患失眠。

7．儿童。儿童失眠的原因很多，不同阶段的儿童各有特点。婴幼儿失眠的原因一般是饥饿或过饱、身体不适、睡前过于兴奋、生活不规律、环境改变或嘈杂，以及因与亲密抚养者分离而产生焦虑。较大儿童的失眠除以上原因外，还常与学习、家庭、社会因素造成的心里紧张、焦虑、抑郁有关。此外，如果孩子晚间饮用某些可以让精神兴奋的饮料，如可乐、茶、咖啡等均可引起大脑兴奋而致失眠。有的孩子失眠几次后就形成了条件反射，一到床上睡觉时就担心睡不着，因担心而焦虑，形成了习惯性失眠。

8．睡眠环境欠佳，如噪声过大或强光刺激者。

9．嗜烟、酒者或睡前饮用过多浓茶或咖啡者。

10．长期服用易引起失眠的药物者。

（六）失眠的危害有哪些

1．失眠的危害是显而易见的，失眠的人由于长期处于睡眠不足状态，严重引起感知方面变化，如视野变化、幻视、免疫功能降低、消化功能和性功能减退、记忆力下降、脾气变得暴躁、性格改变，也会诱发高血压、冠心病、中风、糖尿病，妇女导致皮肤干燥、月经失调等疾病。

同时失眠可使人精神萎靡、情绪低沉、紧张急躁、注意力不集中、记忆力减弱。如果失眠严重，且长期如此，则会出现许多伴随的不适症状及精神表现，如头晕目眩、心悸气短、体倦乏力、不思食、自汗盗汗、耳鸣耳聋、胆怯恐惧、急躁易怒、胸胁胀满、恶心口苦、腰酸腿软、注意力不集中、健忘、工作学习效率下降，乃至失去学习和工作的能力。严重的失眠还会诱发一些心身性疾病，如出现消瘦、心动过速、腹泻、便秘、血压升高、消化道溃疡病、抑郁症、焦虑症、阳痿、性欲减退等。虽然失眠一般不会使人致命，但它对人精神上的影响容易导致器质性的疾病，还会使人免疫力下降，使人的身体消耗较大，因为生长素的分泌主要在晚上睡着后，因此少年儿童的失眠会减少生长素的分泌，不利于身体的生长发育。

失眠对人的社会性也会造成极大的危害，由于长期陷入对于睡眠的担心与恐慌中，人会变得多疑、敏感、易怒，以及相当的缺乏自信，这些势必影响其在家庭和工作中各方面的人际关系，从而产生孤独感、挫败感。失眠时间可长可短，短者数天可好转，长者持续数日难以恢复。

2. 失眠的危害体现在以下六个方面：

（1）身体受到折磨：失眠症的临床症状复杂多样，晚上难以入睡；早醒或中间间断多醒；多梦、多噩梦，似睡非睡；通宵难眠，白天还会出现昏昏沉沉、神疲乏力、头晕或胀痛、健忘、注意力不集中、口干、口苦、心悸、心烦易怒；出现烘热、出汗；胃脘不适、嗳气、泛酸；耳鸣、脑响、眼眶发黑、面颊色斑、月经失调等。长期失眠会出现诸多脏器功能紊乱、免疫功能降低，严重影响工作效率和生活质量。

（2）引发肥胖：失眠症容易导致发胖。这个问题可能很多朋友都没有意识到，甚至很多爱美的朋友还会误以为睡眠少会有助于减肥，那就更是大错特错了。失眠会导致肥胖，主要是因为失眠会直接或间接地给我们身体带来一些增加肥胖的因素。失眠可以导致人体内消脂蛋白浓度的下降。消脂蛋白质是在血液系统中活动的一种具有抑制食欲功能的物质，影响大脑做出是否需要进食的决定。

失眠同时能引起人体内食欲激素浓度上升。食欲激素是由胃分泌的一种物质，能够引起人的进食欲望。当人体内这些掌控"食欲大权"的部门互相冲突时，大脑的决策系统就有可能做出错误的决定。如果人们能保持正常的睡眠时间，就有可能使自己体内的食欲监管部门保持正常，从而将体重保持在比较正常的范围内。

目前，研究还发现，要想保持人体的内分泌系统不发生紊乱，一个人每晚的睡眠时间应保持在7小时以上。一般来讲，睡眠充足的人，不容易产生饥饿感。2004年开展的另外一项研究活动也表明，那些每天睡眠时间不足5小时的成年人，体内"饥饿激素"的水平会较常人高出15%，这会导致他们拥有较高的食欲。另外，失眠患者体内胰岛素不能正常地使葡萄糖进行代谢，因而可能发展成为肥胖。而睡眠正常，胰岛素的敏感性也正常。

因此，那些每天睡眠时间超过8小时和不足4小时的人，都会使其体重增加，适量的睡眠才有助于健康。

（3）导致脱发：睡眠不好，头发最容易受伤。从中医学角度来看，头发的不良状况，比如白发、脱发、发质干、易脆、易断、易黄等，都与肾虚有关。而目前造成肾虚的最大原因就是睡眠质量不高，这不但包括出于失眠症造成的睡不着或者睡眠浅、易惊醒，更主要的是指不良的睡眠习惯。

拔一根健康的头发，其根部应有2毫米左右的灰白色头皮组织，且软弱而有弹性；相反，有脱发状况的病人的头发根部只有又干又脆的白点，说明头发根部营养不良。这是因为人处于睡眠状态时，供应脑细胞的血液会增加，使头皮的新陈代谢处于相对旺盛状态，而当失眠时，头发的营养跟不上，长期下去，头发就会枯黄、易脆、易掉，形成脱发。

失眠患者之所以会出现脱发的情况，主要是因为患者失眠长期存在，造成人体内分泌失调，导致皮脂腺分泌过多或皮脂腺分泌性质改变所致。

（4）引起意外事故增多：我们大多数人都有亲身经历，假如前一天晚上没有睡好，第二天就会感觉头昏沉沉的，注意力、反应能力、记忆力都会降低，工作也较容易出差错。

夜间轮班的工人或者失眠者在上班操作机器时注意力不集中，反应能力也相对较弱，很容易被机器和工具伤害，造成工伤或工亡；50%的工伤事故与睡眠不足有关；慢性失眠者发生事故的风险率是正常人的4.5倍。

交管部门一直强调不要疲劳驾驶，就是因为车祸多数是由于酒后驾驶和疲劳驾驶造成的。因为没有充足的睡眠，人的反应能力不能应对高速行驶车时的应急处理。统计发现，60%的交通事故，是因为驾驶员睡眠不足3.5小时引起的。这说明了失眠问题之严重，影响之巨大，恐怕超过了其他各种疾患。

（5）失眠可导致患者老年痴呆：长期失眠会给患者带来不好的后果，如易怒、神经衰弱、食欲不振、消瘦、记忆力减退等，失眠还可以导致老年痴呆。

失眠患者在起初一般都不是很重视，只是服用一些有安眠作用的西药，如舒乐安定、速可眠等。所谓"是药三分毒"，患者长期服用这些药物，很容易产生对药物的依赖性，且药物副作用极大，不但会使患者产生头昏眼花、记忆力减退的症状，更有甚者会出现老年痴呆等症状。而有些人长期服用西药，养成了习惯，甚至成瘾，睡觉前必须吃安眠药，一旦不吃就会精神紧张、翻来覆去、难以入眠。

另外，由于安眠药物排泄较慢，长期服用，使毒素在体内累积，从而抑制呼吸中枢，也可以使病人出现情绪不稳、工作效率降低等大脑皮质功能减退的情况，造成老年痴呆的症状。

最新研究表明，失眠者易患心脏病、糖尿病、高血压和猝死，患痴呆的年龄比非睡眠的人提前

6～10年，且失眠带来的猝死概率是正常人的5～7倍。因此提醒失眠患者，一定要选择适合自己的治疗方案，而不要盲目地服用治疗失眠的药物，以免造成更严重的后果。

（6）失眠可引发健忘：健忘是指人的记忆力减弱，是人体智能活动障碍的一种表现。健忘可以由很多疾病引起，比如痴呆、帕金森症、一氧化碳中毒、脑外伤害等。具体表现为记忆力减退、容易忘事、注意力不集中，严重的发展到不认识家人，不认得回家的路等。也可由失眠引起，特别是长期失眠症患者，常常伴有健忘症。

当失眠情况较严重时，都有一些不好的表现：记忆力减退，做事丢三落四，常常忘记物品的存放地方，想不起和自己很熟悉人的名字，看完一本书或者一份资料觉得头脑里空洞无物，什么印象都没有。

但是失眠病人的健忘症状和大脑中有破坏性病变的记忆障碍不同，主要是由于注意力不集中、精神疲乏、缺乏兴趣引起的。而脑子里有破坏性病变的人对识记印象根本不能保存在大脑里，因而也无法再现。失眠引起的健忘是暂时的，是完全可以恢复的。

失眠导致健忘的原因有三点：①大脑长期处于

弱兴奋状态，造成很多活动不能持久，容易疲劳，关注一件事情时间稍长一点就会走神；②病人的注意力和记忆力常常集中在自己的病情和在几件引起自己烦恼的事情上兜圈子，思想偏执，容易钻牛角尖，从而对工作、学习和其他事物提不起兴趣；③病人关于病情的不利解释能长期记忆不忘，甚至达到强迫思考、不能摆脱的地步，从而抑制了对其他事物的注意力。

二、个人调理攻略

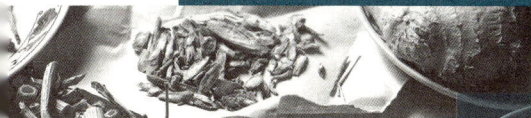

（一）运动疗法

失眠的运动疗法，是通过适当的运动和锻炼而防治失眠的方法。在各种自然疗法中，运动疗法最能调动患者的自身能动性，往往在不经意的运动中，疾病便悄然遁形。既健身又练心的运动疗法，在社会节奏日益加快、竞争日趋紧张激烈的今天，受到越来越多现代人的青睐。

运动和睡眠关系密切。当身体新陈代谢水平低下时，人容易进入睡眠状态。运动时身体的代谢速度加快，停止运动6小时后，身体代谢水平就会降下来。因此，运动之后能睡好觉。实践证明，适当的运动可有效改善睡眠状态；在失眠患者的综合治疗中，运动治疗是一项很有效的措施。

失眠患者的运动选择范围宽泛，可根据自己的兴趣爱好及个人身体状况来选择和制定运动计划。散步、跑步、做操、打球，或者去公园、海滨、森林、田野游玩锻炼，这些运动对治疗失眠都有益。不喜欢激烈运动的患者也可选择一些传统的、柔和的锻炼方式，如太极拳、八段锦等。简单介绍以下运动方式，以供参考。

1. 跑步

跑步是一项方便灵活的运动方法，适合任何年龄的人群。慢跑是失眠患者首选的运动方式。慢跑的正确姿势应该是两手微微握拳，上臂和前臂弯曲成90°左右，两臂自然前后摆动，上体略向前倾，尽量放松全身肌肉。两脚落地要轻，用前脚掌先着地，这样做一方面可以得到足弓的缓冲，防止身体受到震动，以免出现头晕、腹痛和脚跟疼痛；另一方面用前脚掌向后蹬地时产生向上向前的反作用力，能加快跑步的速度。如果是在泥土地中跑步，也可用全脚掌落地，这样不易疲劳。跑步时，最好用鼻呼吸，避免用口，防止空气直接刺激咽峡、气管，而引起咳嗽和恶心、呕吐，甚至发生气管炎。如果只用鼻子呼吸不能满足需要时，也可用口鼻联合呼吸，就是用鼻吸气，半张口呼气。可用舌尖顶着上腭，微张口吸气，以使吸入的空气首先碰着舌的底面，在口腔中回旋后再进入气管，以减轻冷空气对气管的刺激。此外，还要注意呼吸频率与步伐协调。一般是两步一吸，两步一呼；也可以三步一吸，三步一呼。慢跑可根据自己的实际情况采取不同的方式。原来缺少锻炼或体格较差的患者，开始可采取慢跑和走路交替的方法。如觉得累，可多走少跑；如跑后身轻舒适，可多跑少走，逐渐增加跑的距离，慢慢过渡到完全慢跑。原来有一定锻炼基础或体质较好的患者，也可一开始就进行慢跑锻炼。慢跑行为将结束时，要逐渐减慢速度，使生理活动慢慢和缓下来，不可突然停止；因为经过较长时间的慢跑后，人体内的血液循环加快，如果马上静止不动，四肢的血液不能很快循环到脑和心脏，结果心脏和大脑就会出现暂时性缺氧，引起头晕、恶心或呕吐。因此，慢跑后一定要做好整理活动。如出汗较多，应及时擦汗，穿好衣服，适量饮水，休息20~30分钟后再进行洗浴。

2. 游泳

游泳能磨炼毅力，陶冶情操，是一项很好的健身运动。由于身体所有的肌肉和内脏器官都参加有节奏的活动，因此对全身各系统都有锻炼保健作用。游泳消耗的能量巨大，其消耗的热量比用相同速度走路每米大2~9倍。在日常生活中，不管遇到什么烦恼事，一旦进入水里，就会感到心情振奋，一心一意享受水带来的乐趣，将一切烦恼抛到一边。出水后除了身体的疲倦感，还会有心理的满足感，只想倒下沉沉睡去。需要注意，游泳前要做好准备活动，空腹和饭后都不宜游泳，游泳时间不宜过长，一般在水中停留时间以30~60分钟为宜。

3. 跳绳

跳绳在我国曾一度是小学生课间的游戏项目，

成人往往少涉其中。然而在各种健身运动中，国外一些健身运动专家近年来格外推崇跳绳运动。美国著名健身专家李奇·桑旦勒认为，跳绳花样繁多，可简可繁，随时可做，一学就会，特别适宜在气温较低的季节作为健身运动，而且对女性尤为适宜。从运动量来说，持续跳绳10分钟，与慢跑30分钟或跳健身舞20分钟相差无几，是耗时少、耗能大的有氧运动。跳绳能增强人体心血管、呼吸和神经系统的功能，还兼有放松情绪的积极作用，有利于跳绳者的身心健康。跳绳应选择软硬适中的草坪、木质地板或泥土地的场地较好，跳绳者应穿质地软、重量轻的运动鞋，跳前先让足部、腿部、腕部、踝部做些准备活动，跳绳后则可做些放松活动。跳绳也要循序渐进，运动量根据个人身体状况调节。失眠的患者不妨试一试这种简单、却能带来健康快乐的运动方式。

4. 太极拳

太极拳姿势优美，动作柔和，男女老少皆宜，不受时间和季节的限制。既能锻炼身体，又能防治疾病，不仅我国人民喜欢练，而且受到世界各国人民的欢迎。练习太极拳应注意"以心领意，以意导气，以气运身"，做到动作均匀和连绵不断，呼吸自然，手足、上下一致，内外一致，虚实分清，动静分明，刚柔相济，各部分器官协调，不仅要有外在的动作，更要有形成动作的意念，这样才能使气运于身，达到祛病健身之效果。太极拳每一招式都有它的精义，必须悉心揣摩，仔细领会。另外，太极拳不仅注重身体的修炼，更注重精神和心理素质的修养以及思维的形象化训练。它的动作应轻灵、活泼、矫健，表现出气宇轩昂而又安逸恬适。

5. 睡前俯卧撑

俯卧撑是一项非常简便而有效的健身方法。标准做法是人俯撑在地上或垫上，脚前掌支地，身体绷直，双手相距，比肩稍宽，然后以手臂力量屈伸肘关节，带动身体一起一伏。其他部位不可触地。俯卧撑尤其能增大上肢、肩带和胸大肌的力量。连续次数多时对心血管系统功能等均有较大的促进作用。失眠患者可选择在临睡前，按自身能力做俯卧撑，至精疲力竭、实在无法再撑下去为止。接着将手擦净立即上床，取仰卧位，枕头不宜过高，平复身心，进入梦乡。一般来说，不建议在睡前进行激烈运动；但也有人认为，睡前让肌肉疲劳，可有催眠功效，患者不妨一试。

6. 睡前呼吸引导法

首先取站立姿势，使身体直立，各部归位，放松肌肉，然后拱手当胸，使气聚膻中，敛神定志，排除杂念，使气息调和，神气安定，心诚神静。这种方法有助于排除杂念。然后坐下来，闭上眼睛几分钟，放松心情，用膈肌呼吸，同时让你的呼吸速度变缓、变沉，倾听呼吸的声音，仿佛你已进入梦乡，静静感受空气在鼻子进出的感觉，并且想象你的呼吸已把所有身体上的压力带走。然后，在你吸进空气的时候，想象空气经由鼻孔进入你的脸颊；在呼气的时候，则想象空气已把压力带离你的脸庞，远离你的身体。想象你呼吸的空气像一阵春风，正在轻抚你的脸孔，并且轻轻地送走了你的压力。让这种想象停留在你的脑海，时间大概是两次到三次呼吸。缓慢且轻松地进行这些想象，同时感受身体的每一个部位都得到了缓解，并且让压力远离。你可以针对身体的每一部位做同样的想象：你的肩膀、手臂，然后你的胸部、胃部、大腿等。花几分钟的时间做这项运动，完成之后静静地坐一两分钟再起身。这种方法有助于睡前放松身心。

7. 睡前静坐

研究指出，静坐会降低人体新陈代谢，使呼

吸次数减少（每分钟约 4 ～ 6 次），心跳次数减慢，增加脑波中的 α 波，并降低肌肉紧张的程度。这些都有助于睡眠。每晚入睡前，可在床上盘腿静坐，如同佛家坐禅一样，闭上双眼，双手合十，调匀呼吸。当吸气时，在心中默念着"1"，呼气时则默念着"2"，要很规律地吸气、呼气，不要故意去控制或改变呼吸频率。心中尽量不要有杂念，当然这很难；发现自己分心时，只要回复到吸气时默念着"1"、呼气时默念着"2"的状态就可以了。静坐的时间因人而异，一般 15 ～ 20 分钟即可。静坐完毕后慢慢睁开眼睛，轻轻卧倒就可入睡。

8. 肌肉松弛法

这项运动对放松身心与入眠都有裨益，过程十分简单。只要快速地绷紧身体每一部位的肌肉，然后立即放松这些肌肉，让压力离开。先从头部开始，再逐渐移到脚部。首先静静地 1 分钟左右，让呼吸变慢、变沉，然后轻轻地收缩你脸颊的肌肉大约 1 秒，再把它完全放松。持续进行这种收放肌肉的动作，每次都把注意力集中在身体的某一部位，如颈部、肩膀、上手臂、下手臂、手掌、胸部、腹部、大腿、小腿及脚掌等。慢慢来，并且把每一个部位的肌肉完完全全地放松。这些动作一一完成之后，静静地坐一两分钟再起身。

（二）常用药膳知多少

俗话说地好："常喝萝卜白菜汤，不用郎中开药方。"日常生活中对证的饮食可以起到保健作用，若配合一定药物制作成药膳，则对疾病更加有利。根据失眠的不同证型，分别列举一些药膳方，以供患者日常选用。

1. 肝阳上亢型

（1）钩藤枣仁蛋汤

组成：钩藤12克，酸枣仁10克，鸡蛋两个。

用法：前二物煎取药汁，打入鸡蛋煮熟，吃蛋喝汤。

简释：钩藤甘、微寒，清肝热，平肝阳，酸枣仁养心安神，二药相配，共奏平肝潜阳，宁心安神之功。二药与鸡蛋同煮制成药蛋使用，意在使药物的挥发性成分渗入鸡蛋之中，起到治疗作用。适用于伴有眩晕耳鸣，头目胀痛，面红目赤，急躁易怒，腰酸膝软，头重脚轻，舌红少津，脉弦或弦细数的失眠。

（2）天麻鱼头汤

组成：天麻20克，远志6克，鲜鱼头1个。

用法：炖汤调味后食用。

简释：天麻甘、平，归肝经，息风止痉，平肝潜阳。远志辛温，微温，归肺心经，宁心安神。鱼头祛风扶正，味道鲜美。三者合用，平肝潜阳，宁心安神。适用于伴有眩晕，腰酸膝软，头重脚轻的失眠。

2. 肝郁化火型

（1）毛竹笋槐花汤

组成：鲜竹笋50～100克，夏枯草20克，槐花15克。

用法：煎水服食。或用新鲜药材适量，捣碎后取汁饮服。

简释：夏枯草清泻肝火，清利头目。槐花性凉苦降，泻肝经热，临床常用于治疗高血压。竹笋甘寒性凉，能清热生津。三者合用，共奏清肝泻火之效，适用于肝火旺盛的失眠。

（2）菊苗粥

组成：菊苗20克，大米60克。

用法：将菊苗洗净，切碎，加盐少许，与大米兑水同煮为粥，每日1次。

简释：菊苗辛甘、微寒，清肝明目，平肝息风，适用于伴心烦、头痛、眩晕的失眠。

（3）菊苗茼蒿汤

组成：菊苗、鲜茼蒿各100克。

用法：洗净，切碎，加水煎服，当日分2次服完。

简释：鲜茼蒿辛、甘、平，入肝肺经，能祛热，配菊苗共奏清肝泻火之效，适用于烦热失眠、头昏脑涨。

3. 胃失和降型

（1）鲜藕梨汁

组成：鲜藕1节，梨1枚。

用法：取鲜嫩白藕1节，洗净，去藕节及外皮，切碎。梨去皮、核，切碎。分别用洁净纱布绞取汁液，两汁合并。

简释：藕甘寒，入心脾胃经，能清热健脾。《日用本草》谓其"清热除烦"。梨甘微酸凉，入肺胃经，能生津润燥，清热化痰。二者合用，可清热化痰，除烦安神。经常饮用本品，可改善热证失眠者的睡眠状况，对上焦痰热所致的心烦口渴、咳嗽咳痰、夜不成寐者，效果尤为显著。

（2）梨糖饮

组成：梨3枚，白砂糖25克。

用法：将梨洗净，去皮，切片，加水煎煮20分钟，以砂糖调味，分2次服用，饮汤食梨。

简释：白砂糖甘平，能润肺生津，补中益气。《本草纲目》谓其"润心肺燥热，治嗽消痰"。与具有清热、化痰之功的梨同用，清热化痰，和中安神，适用于痰热扰心或热病津伤、心失所养的失眠、烦闷之症。

（3）柿叶山楂核茶

组成：柿叶、山楂核各30克。

用法：将柿叶切碎，山楂核捣碎，一同放入保温杯中，冲入沸水，加盖焖30分钟，代茶饮用。每日1剂。

简释：山楂酸甘微温，促进食物消化，消食积。柿叶理气。二者共奏清热除烦，顺气化滞之功效。用治食滞、气机不畅型失眠。

（4）山楂大枣茶

组成：山楂30克，大枣7枚，白糖15克。

用法：将山楂、大枣洗净，去核，一同放入砂锅内，水煎，加入白糖，代茶饮用。每日1剂。

简释：大枣养血安神，与山楂合用，共奏养血安神，破瘀化滞之功效。用治血虚食滞型失眠。

4. 心脾两虚型

（1）桂圆莲子粥

组成：桂圆10枚，莲子15克，糯米30克。

用法：加水煮粥，长期服用。

简释：莲子能养心安神、补脾益肾，与桂圆合用，共奏养心益脾之效。适用于心脾两虚之心悸失眠。

（2）二参归芪粟米粥

组成：党参、黄芪各15克，丹参、当归、酸枣仁各10克，粟米100克，桂圆肉20克，大枣5枚，冰糖适量。

用法：先将党参等5味中药水煎2次，每次用水600毫升，煎半小时，2次混合，去渣留汁于砂锅中；再将桂圆肉洗净、大枣去核，与粟米一起放入，用小火慢熬成粥，下冰糖，熬化。分2次早晚乘温空腹服，每周服2~3剂。适用于心脾两虚之失眠。

（3）猪心茯苓远枣粥

组成：猪心1具，茯苓、远志、酸枣仁各5克，粳米100克，姜丝、麻油、精盐、味精各适量。

用法：猪心剖开，洗净，切薄片；三药分别洗净，同装于纱布袋中，扎紧袋口。粳米淘净，加水

1000毫升，大火烧开后，加入猪心、药纱袋和姜丝，转用小火慢熬成粥，取出药纱袋，下精盐、味精，淋麻油，调匀。分2次早晚乘温空腹服，每周服2～3剂。对心脾两虚之不寐有良效。

（4）柏子仁蜜枣粥

组成：柏子仁15克，大米60克，蜂蜜20克，大枣适量。

用法：将柏子仁去壳捣碎，加水同大米、大枣一起煮粥，快熟时加入蜂蜜即可。每日1次，临睡时服食，连服7～10天。治疗心脾两虚之不寐患者。

（5）朱砂煮猪心

组成：猪心（剖开）1个，朱砂3克。

用法：将朱砂放入猪心内，用线扎好，煮熟去药食之。适用于心脾两虚之不寐。这是民间用来治疗失眠常用的药膳。

（6）桂圆莲子饮

组成：莲子肉30个，桂圆肉30克，白糖适量。

用法：煮熟服用。

（7）牛奶煮山药

组成：生山药片100克，牛奶半碗，食盐少许。

用法：洗净的生山药片放入锅内共煮烂后，再加牛奶半碗，食盐少许，煮沸后即可食用。

简释：山药性平，味甘，能够补肺健脾、益肾填精，可补虚劳体弱，适用于病后、产后经常肢冷、出冷汗、疲倦、气短、口干、烦热、失眠等症。与牛奶合用，可以补益心脾。

（8）玫瑰花烤羊心

组成：鲜玫瑰花50克（或干品15克），羊心1具，精盐适量。

用法：将鲜玫瑰花放入小铝锅中，加精盐、水煎煮10分钟，待冷备用。将羊心洗净，切成块状，串在烤签上，边烤边蘸玫瑰花盐水；反复在明火上炙烤，烤熟即成。热食，可边烤边食。

简释：玫瑰花甘、微苦，性温，质轻而脆，气味芳香浓郁。中医认为羊肉能助元阳，补精血，疗肺虚劳损，是滋补强壮的食物。本方具有补心安神的功效，适用于心血亏虚所致的惊悸失眠及郁闷不乐等症。

（9）猪心养血方

组成：猪心1枚，葱白适量，枸杞菜250克，豆豉适量。

用法：将猪心洗净，切成细丁状，枸杞菜、葱白切碎，豆豉放入大锅内，加清水煮取豉汁。猪心、枸杞菜、葱白放入豉汁中，加黄酒、食盐，小火煮作羹食，或佐餐食用。

简释：本方功能补心安神，清热除烦。适用于心血不足兼有热象而失眠者食用。

（10）远志酸枣猪心汤

组成：猪心1个，酸枣仁10克，远志15克，当归30克。

用法：洗净猪心剖开，内放酸枣仁、远志、当归，用细线将猪心捆好，加水、料酒，文火煨熟，趁热服食。

（11）养心安神酒

组成：枸杞子45克，酸枣仁30克，五味子25克，香橼20克，何首乌18克，大枣15克，白酒1升。

用法：诸药用酒共浸1周后滤液即成，每晚睡前服用20～30毫升。

简释：首乌苦甘涩，微温，归肝、肾经。功能补益精血，截疟，解毒，润肠通便。《本草纲目》谓其："此物气温味苦涩，苦补肾，温补肝，涩能收敛精气，所以能养血益肝，固精益肾，健筋骨，乌髭发，为滋补良药。不寒不燥，功在地黄、天门冬诸药之上。"香橼辛微苦酸温，能健脾理气。适用于血虚所致的失眠多梦等症。

5. 阴虚火旺型

（1）磁石粥

组成：磁石30～60克，粳米100克，生姜、大葱各少许。

用法：先将磁石捣碎，于砂锅内煎煮1小时，滤汁去渣，再加入粳米、生姜、大葱煮食。

简释：磁石辛咸寒，归肝、心、肾经，功能潜阳安神。本方适用于心肾不交之失眠多梦、肾虚耳鸣等症。

（2）桑椹远志茶

组成：桑椹50克，远志5克，冰糖适量。

用法：水煎服，每日1剂。

简释：远志辛微温，归肺、心经，功能宁心安神，祛痰开窍，消痈肿。《本经》谓其"主咳逆伤中，补不足，除邪气，利九窍，益智慧，耳目聪明，不忘，强志，倍力。"用于心神不安、惊悸、失眠、健忘以及痰阻心窍所致的精神错乱、神志恍惚、惊痫等证。本方常用于阴虚阳亢、心肾不交的失眠患者。

（3）百合莲子银耳羹

组成：百合250克，莲子50克，银耳25克。

用法：将上药洗净后清水泡软为度，加水500毫升，加冰糖适量，放入大碗中，上锅隔水蒸约1小时即可。可经常食用，治疗失眠。

（4）桑椹地冬粥

组成：桑椹30克，生地黄15克，天冬10克，粳米100克，蜂蜜适量。

用法：各药分别洗净，加水1200毫升，煎半小时，去渣留汁于砂锅中；再将粳米淘净放入，小火慢熬成粥，下蜂蜜，调匀。分2次早晚乘温空腹服，每周服2～3剂。

简释：桑椹甘寒，归心、肝、肾经，功能滋阴补虚，生津润肠。用于阴亏血虚所致的眩晕、目暗、耳鸣、失眠、须发早白。生地黄甘苦寒，归心、肝、肾经，能养阴生津。天冬甘苦，寒，归肺、肾经，功能清肺降火，滋阴润燥。桑椹、生地黄、天冬、蜂蜜共用，可滋补肝肾之阴。

（5）桑椹枣仁粥

组成：桑椹20克，酸枣仁、柏子仁各15克，粳米100克，冰糖适量。

用法：三药分别洗净，加水1200毫升，煎半小时，去渣留汁于砂锅中，再将粳米淘净放入，小火慢熬成粥，下冰糖，熬化。分2次早晚乘温空腹服，每周服2～3剂。

（6）女贞桑椹粥

组成：女贞子、桑椹、旱莲草各20克，粳米100克，冰糖适量。

用法：三药分别洗净，加水1200毫升，煎20分钟，去渣留汁于砂锅中，再将粳米淘净放入，小火慢熬成粥，下冰糖，熬化。分2次早晚乘温空腹服，每周服2～3剂。

简释：女贞甘苦凉，归肝、肾经，功能补益肝肾，清热明目。《本经》谓其"味苦平，主补中，安五脏，养精神，除百病"。旱莲草甘酸寒，归肝、肾经，功能滋阴益肾，凉血止血。《本草从新》谓其"甘酸而寒。汁黑补肾，发乌须，止血，固齿，功善补血凉血。纯阴之质，不益脾胃"。本方适用于肾阴虚所致的头昏目眩、失眠诸症。

（7）干贝猪骨粥

组成：干贝25克，猪脊骨200克，粳米100克，姜丝、麻油、精盐、味精各适量。

用法：干贝用温水润软，洗净切碎；猪脊骨洗净，切成小块。粳米淘净加水1000毫升，大火烧开后，加入干贝、猪脊骨和姜丝，转用小火慢熬成粥，下精盐、味精，淋麻油，调匀。分2次早晚乘温空腹服，每周服2～3剂。

简释：干贝性平，味甘咸，能补肾滋阴，故肾阴虚的失眠患者宜常食之。猪脊骨甘寒，入肾，补阴益髓，与干贝合用，共奏补肾滋阴之效。

（8）香菇粟米粥

组成：粟米100克，香菇、猪瘦肉各50克，姜丝、麻油、精盐、味精各适量。

用法：香菇水发，去柄切丝；猪瘦肉洗净，剁成肉茸。粟米淘净，加水1200毫升，大火烧开后，加入香菇、肉茸和姜丝，转用小火慢熬成粥，下精盐、味精，淋麻油，调匀。分2次，早晚乘温空腹。

简释：香菇性寒，有利肝益胃的功效，鲜嫩可口，富含高蛋白、氨基酸及钙、磷、铁等矿物质和多种维生素；粟米能补益肾气。此粥共奏补养肝肾之功。

（9）羊脑二耳香菇粥

组成：羊脑1具，银耳、黑木耳、香菇各10克，粳米100克，姜丝、麻油、精盐、味精各适量。

用法：羊脑除去筋膜，洗净切成小片；银耳、黑木耳分别水发，去蒂，洗净切丝；香菇水发去蒂，洗净切丝。粳米淘净，加水1000毫升，武火烧开后，加入羊脑、银耳、黑木耳、香菇和姜丝，转用小火慢熬成粥，下精盐、味精，淋麻油，调匀。分2次早晚乘温空腹服，每周服2～3剂。羊脑为血肉有情之品，以髓补髓。

简释：银耳又名白木耳，有滋阴生津、益气和血、补脑润肺作用。黑木耳和血养荣。羊脑、二耳与香菇同用，共奏补益肝肾，滋阴养血之功。

（10）枸杞子炒肉丝

组成：枸杞子50克，瘦猪肉250克，料酒、糖、酱油、植物油、盐、粟粉各适量。

用法：先将猪肉洗净切丝，并加水溶粟粉拌匀，再放入烧热的油锅中滑炒，烹入料酒，加酱油、糖和盐调味，再投入洗净的枸杞子，翻炒片刻，淋油上碟即成。

简释：中医认为，猪肉甘咸平，入脾、胃、肾经，能滋阴润燥，益气；粟粉性温，味甘，除有补脾健胃作用外，更有补肾壮腰之功，对肾虚腰痛者，最为适宜。枸杞子、猪肉、粟粉合用，共奏补益肝肾之阴之功。

（11）枸杞枣煮蛋

组成：红枣10枚，枸杞子15～20克，鸡蛋1～2个。

用法：水适量煲之，蛋熟后去壳；再放入原药汁中煮15～20分钟后，吃蛋饮汤。适用于肝肾亏虚之不寐患者。

（12）桑椹蛋糕

组成：桑椹子50克，鸡蛋、白糖、面粉各适量。

用法：将桑椹子煎汤取汁，与余料混合制成蛋糕食用。

简释：适用于肝肾两亏、精血不足所致的失眠、腰膝酸软等症。

（13）桂圆山萸羹

组成：桂圆50克，山萸肉10克。

用法：加水煎煮，去掉药渣，放少许淀粉或琼脂，浓缩成羹食用。

（14）桃仁芝麻糊

组成：核桃仁80克，黑芝麻60克，霜桑叶20克。

用法：共研细末，加水煮成糊状食用。

简释：霜桑叶苦甘寒，能清肝明目，与桃仁、芝麻合用，共治肝肾阴虚有热之失眠。

（15）鸡子黄冲阿胶

组成：鸡子黄1个，阿胶10克（加酒少许炖化）。

用法：阿胶加酒少许炖化，同鸡子黄一块儿冲服，每日2次，每疗程7天。

简释：阿胶甘、平，归肺、肝、肾经，功能补血止血，滋阴润肺。鸡子黄即蛋黄，甘平，入心、肾经，能滋阴养血，润燥息风，与补血之阿胶共奏补益心血之功。

6. 心虚胆怯型

（1）桂圆枣仁茶

组成：桂圆肉10克，枣仁10克，芡实10克。

用法：水煎去渣，再加糖适量频饮。

简释：芡实性平，味甘涩，能够益肾固涩、补脾止泄。《本草经百种录》称它为"脾肾之药也"。与桂圆、枣仁合用，适用于心气不足，失眠多梦，头晕眼花等症。

（2）黄芪合欢粥

组成：黄芪15克，合欢花30克，粳米100克，红糖适量。

用法：黄芪、合欢花洗净，加水1000毫升，煎20分钟，过滤去渣，留汁于砂锅中；再将粳米淘净放入，小火慢熬成粥，加入红糖，熬化。分2次早晚乘温空腹服，每周服2～3剂。

（三）药食小方

1. 将生姜切碎，用纱布包裹置于枕边，闻其芳香气味，便可安然入睡。

2. 睡前吃点面包，可帮助睡眠。

3. 吃香蕉、苹果、梨等水果，可起催眠作用。这些食物属碱性，可抗肌肉疲劳。

4. 取洋葱100克切片，浸泡在600毫升烧酒中，1周后取出。以洋葱酒10毫升，牛奶90毫升，鸡蛋1个，苹果半个榨汁，调和后，于睡前30分钟饮用。

5．洋葱适量，洗净，捣烂，置于小瓶内，盖好，睡前稍开盖，闻其气味，10分钟后即可入睡。

6．生龙骨30克，糯米100克，红糖30克。先将龙骨捣碎，加水煎1小时，去渣取汁，加入糯米、红糖煮粥服食，每日1次，连服3～5天。

7．新鲜莴笋适量，洗净，挤汁，睡前饮服，每次2～3匙，连服20～30天。适用于失眠多梦。

8．新鲜茼蒿适量，洗净，捣烂，取汁，加入蜂蜜适量，早晚各服1杯。适用于失眠多梦、心烦不安。

9．仙人掌疗法。将80克仙人掌去刺，捣烂取汁，加白糖、清水饮服，可治失眠。

10．花生叶疗法。取40克鲜花生叶（傍晚叶闭合时采摘最佳）煎汤服用，每日1剂，可治失眠。

11．麦饭石水溶液，代茶饮，1个月为一疗程。适用于各种不寐。

12．大葱（取白）150克，将葱白切碎放在小盘内，临睡前把小盘摆在枕头边，有助于睡眠。

13．生、熟枣各15克，百合50克。生、熟枣水煎去渣，用其汁将百合煮熟，连汤吃下。

14．鲜百合100克，红枣30克，莲子25克，加水适量煮烂，每日饮100～150毫升，连服半个月。

15．每日早晚各生食核桃仁30克，有助于睡眠。

（四）如何开展按摩疗法

1．穴位按摩

（1）按揉次数：按揉百会穴50次，分推前额30次，按揉太阳穴30次，分抹两颞部30次，按揉颈后部30次，拍上背20次，按揉心俞、内关、神门、三阴交穴各30次，擦涌泉穴30次。

（2）按揉穴位

百会：后发际正中直上7寸，耳尖直上，头顶正中。

太阳：眉梢与目外眦连线交点，向后约1寸凹陷处。

心俞：第五胸椎棘突下，旁开1.5寸。

内关：腕横纹上2寸，掌长肌腱与桡侧腕屈肌腱之间。

神门：腕横纹尺侧端，尺侧腕屈肌腱的桡侧凹陷中。

涌泉：足底（不算趾）前1/3至后2/3的连结处，足趾屈曲时呈凹陷处。

三阴交：内踝高点直上3寸（三指），胫骨内侧面后缘。

（3）按揉手法

揉：指、掌根、大鱼际为着力点，在治疗部位做轻柔回旋。

抹：单、双手拇指指面，紧贴于治疗部位上下、左右摩擦。

按：指端、掌轻着力，先轻后重，由浅渐深反复在治疗部位上按压。

擦：双手掌相对用力，在治疗部位上来回上下反复摩擦。

平推法：手掌及拇指侧着力，在治疗部位上沿直线来回推擦。

2. 足部按摩

中医认为足部与人体经络有密切关系，通过按摩足部特定部位，产生睡意，达到促进睡眠作用，对失眠等症状有着良好的效果。

（1）穴位

主穴：涌泉，足底（不算趾）前1/3至后2/3的连结处，足趾屈曲时呈凹陷处。

配穴：失眠穴（足底跟部、足底中线与内外踝连接线相交处）；泉顶穴（足底第二趾尖端至足底跟部中点连接线前2/5点，再向前1寸处）。

（2）方法：临睡前半小时用热水浸泡双脚10分钟，擦干后用两手掌交替按摩足底上述穴位各3～5分钟，每日按摩1次，15次为1个疗程。

3. 自我按摩

（1）双掌摩腹：双掌重叠放于腹部，以脐为中心顺时针方向摩腹2～3分钟。

（2）点揉太阳穴：用左（右）手中指螺纹面，分别放在太阳穴（位于眉梢与外眼角中间向后约1寸凹陷中），由轻到重，顺时针、逆时针方向按揉3分钟。

（3）按揉印堂：用左（右）手中指指端轻轻按揉印堂穴（位于两眉头连线中点处），同时食指、无名指两指指端轻轻按揉攒竹穴（位于两眉头凹陷处），约3分钟。

（4）摩揉百会：用左（右）手的掌心放在百会穴上（位于头顶正中），从轻到重、顺时针、逆时针方向摩揉1分钟。

（5）点振安眠：用双手中指指端轻轻点振安眠穴（位于耳垂后的凹陷与枕骨下的凹陷连线中点处），约1分钟。

（6）梳理头部：双手呈"爪"状，分别放于面部眉毛处，指尖微用力，从前额向头后部做梳头动作10～15遍。

（7）捏拿颈项：用左（右）手掌，从上至下捏拿颈项两侧，捏拿一次5秒钟，双手交替进行，每侧捏拿10～15次。

（8）牵拉耳垂：用左（右）手的拇指、食指，分别慢慢牵拉两耳垂25～40次，以耳垂发热为度。

在睡前，可以任意选择以上方法中的几种进行自我调理。

（五）如何进行心理调适

有研究表明，持续1周失眠会变得急躁、恐惧、紧张、注意力不集中等，严重时可出现定向障碍或共济失调，并可能出现幻觉、妄想等严重的精神障碍。连续失眠还会使人白天精神萎靡或不能保持旺盛的精力，进而影响社会功能。

由于心理社会因素是失眠的主要原因之一，因此，做好心理行为自我调适对改善失眠，具有重要的意义。克服失眠的心理调适方法有：

1. 保持乐观、知足常乐的良好心态。对社会竞争、个人得失等有充分的认识，避免因挫折致心理失衡。

2. 建立有规律的一日生活制度，保持人的正常睡—醒节律。

3．创造有利于入睡的条件反射机制。如睡前半小时洗热水澡、泡脚、喝杯牛奶等，只要长期坚持，就会建立起"入睡条件反射"。

4．白天适度的体育锻炼，有助于晚上的入睡。

5．养成良好的睡眠卫生习惯，如保持卧室清洁、安静，远离噪音、避开光线刺激等；避免睡觉前喝茶、饮酒等。

6．自我调节、自我暗示。可玩一些放松的活动，也可反复计数等，有时稍一放松，反而能加快入睡。

7．限制白天睡眠时间，除老年人白天可适当午睡或打盹片刻外，应避免午睡或打盹，否则会减少晚上的睡眠时间。

另外，对于部分较重的患者，应在医生指导下，短期、适量地配用安眠药或小剂量抗焦虑、抑郁剂。这样可能会取得更快、更好的治疗效果。

（六）如何开展自我预防

睡眠是每人每天都需要的，大多数人一生中的睡眠时间超过生命的1/3。适当的睡眠是最好的休息，是维护健康和体力，提高机体免疫力的重要保证。因此，如果睡眠出现问题，一定要及时治疗。而对于健康人，则要重视预防。早在两千多年前，中医学的经典医籍《黄帝内经》中就有"上工治未病""圣人不治已病治未病"之说，意思是说高明的医生应该治疗未发的疾病，在疾病发作之前就要发现苗头，及时控制扼杀。又说："夫病已成而后药之，乱已成而后治之，譬犹渴而穿井，斗而铸锥，不亦晚乎！"强调了防病胜于治病的思想。当今世界卫生组织更是强调疾病的预防问题。如何预防失眠呢？可从以下方面入手。

1. 创造一个舒适的睡眠空间

选择舒服的床位，卧室内最好悬挂遮光效果好的窗帘，同时把门窗密封工作做好，以免外面的噪声污染室内。

2. 调整某些生活习惯，以促进睡眠

（1）避免用酒精催眠：有人认为，喝点酒可以帮助睡眠；其实不然，不少人酒醉睡醒之后感到自己浑身无力，头也昏沉沉的，这是因为酒精使睡眠质量下降的缘故。一时的麻醉如同饮鸩止渴，对身体会带来伤害。要选择积极、健康的方式助眠。

（2）困倦时避免用凉水冲头：有的人学习或办公的时间长了，会感到头晕、困倦，就用凉水冲头，以消除睡意。这种方法虽一时有效，却对身体健康有害。因为写作或看书学习时，大脑处于兴奋

状态，其兴奋是有一定限度的，超过限度就会感到头晕、疲劳，这就是大脑需要休息的信号。如用凉水冲头刺激，长此以往会导致大脑过度疲劳。

（3）注意休息：如果在阅读、思考问题或书写中，出现了如下信号：头昏眼花，听力下降，耳壳发热；四肢乏力，嗜睡或瞌睡；注意力不能集中，记忆力下降；思维不敏捷，反应迟钝；出现性格改变，如烦躁、郁闷不语、忧郁等现象；出现恶心、呕吐现象；看书时看了一大段，却不明白其中的意思，就意味着用脑过度。这时候一定要停下来，活动活动四肢，或闭上眼睛休息一下，过度的用脑会影响睡眠。

（4）常洗温水澡：体温能影响生物时钟。睡眠期间体温较低，白天体温升高。当体温下降时，身体开始昏昏欲睡，因此，若在睡前洗个温水澡，将体温升高，待它开始降低时，你将感到疲倦、想睡，同时洗澡水中可以加点硫酸镁，它可以放松肌肉，更有助于入睡。

3. 选择正确的睡眠姿势

常言道：坐如钟，立如松，卧如弓，行如风。人在睡眠时要讲究正确的姿势，才有益于睡眠。睡眠的姿势，不外乎有仰卧、侧卧、俯卧三种。睡眠的姿势当以有利于入睡，睡得自然舒适为准。我们都知道，人在睡眠过程中的姿势并不是固定不变的，不管采取什么姿势，睡着了都要翻身，改变原来的睡姿。有人观察到，人在睡眠过程中，体位变动可达10~50次，睡眠中的辗转反侧实际上有助于改进睡眠效果，消除疲劳。

研究还发现，睡姿与梦境也有一定的关系，表明睡姿与健康的身体具有密切的关系。一般人以右侧卧位为好。右侧卧位，使脊柱朝前弯曲，犹如一张弓，四肢可以放在较舒适的位置，有利于全身肌肉的放松；人的心脏位于胸腔左侧，胃肠道的开口都在右侧，肝脏亦位于右侧部，右侧卧位使心脏压力减小，有利于血液搏出，又可增加肝的血流量，有利于肝的新陈代谢，增强解毒及抗病能力。同时，右侧卧位更有益于食物在消化道内吸收转运，古代医籍《老老恒言·安寝》中说："如食后必欲卧，宜右侧以舒脾气。"虽然右侧位是最佳卧姿，但也要因人而异，具体问题，具体分析。

对于孕妇，最合理的睡姿是左侧卧位。如果经常右侧卧，会使子宫容易向右旋转，这样一来，腹部的下腔静脉容易受压迫，从而影响血液回流和循环，不利于胎儿的发育和分娩。婴幼儿不宜长期一个姿势睡觉，而应当仰卧、左右侧卧位交替。如果长期右侧卧位，易使头部变形，但是婴儿吃奶或饮水后右侧卧位却可以预防吐奶、吐水而导致的窒息。近年来也有研究认为，小儿仰卧更有利于五官的发育。

另外，对于一些疾病患者，也不能机械地强求右侧卧位。例如：肺部和胸膜有病的患者，一般宜采用患侧卧位，这样既不妨碍健侧肺的呼吸，又能使患侧肺得到一定程度的休息，有利于入睡和对疾病的治疗；俯卧会压迫胸部、影响呼吸，增加心肺工作量。

4. 减少呆在床上的时间

与其呆在床上辗转反侧，不如减少躺在床上的时间。这样也许会使你睡得更好些。

5. 睡觉要有规律

不要打破睡眠周期，到时间就睡，这样可以形成良好的睡眠习惯。

6. 按气候预防

冬天气候干燥，在卧室里放一个加湿器，会对睡眠起到好的作用。床头边放上一杯水，万一夜里渴了也不用起来找水喝，保证充足睡眠。

7. 饮食注意事项

睡前不要服用使中枢神经兴奋的药物，如咖啡、浓茶、巧克力、糖、乳酪、腊肠、火腿、热狗、茄子、马铃薯、菠菜、番茄。因为这些食物都含干酪胺，会刺激去甲肾上腺素的分泌，使大脑兴奋而难以入眠。睡前避免食用高蛋白食物，如鱼肉、鸡鸭等，因为这些食物不易消化，睡前食用会加重胃肠的负担，影响睡眠。在睡前适量喝些牛奶，可以消除失眠。最好在睡前3小时饮杯牛奶（200毫升），因为牛奶的消化需要一段时间。

8. 适量运动

适当的运动是为了得到更好的休息。要在运动中求休息，求恢复。每天运动1~2次，每次20~30分钟，非常有助于你的睡眠，并且还可以使你精力充沛。尤其是下午进行适量的运动，更有助于提高睡眠质量。但注意不要在睡前运动，以免身体兴奋反而难以及时入睡。运动方式可以采用强烈运动法，也可以采用深呼吸、体操、瑜伽术等运动方式。

9. 放松心情，追求简单生活

情志因素是引起失眠的一个重要因素，因此要注意调节心情，避免忧思积虑，心事重重，学会自己减压。躺在床上应尽量放松自己。可以通过听抒情音乐来放松自己，在听音乐时要想象自己随着音乐漂浮。

（七）误区

1．做梦就是睡眠不好。做梦是正常的生理现象，每晚做梦不超过4次都属正常。

2．失眠的时候数数。数数只会导致注意力集中，从而使大脑持续处于兴奋状态，结果更难以入睡。

3．睡眠不足要补觉。偶尔为之尚可，不能长期这样做，否则会打破正常的睡眠周期。

4．睡眠时间不能少于8小时。判断睡眠好坏，主要看睡眠质量和是否有规律，时间过长反而会损害健康。

三、名家防治指导

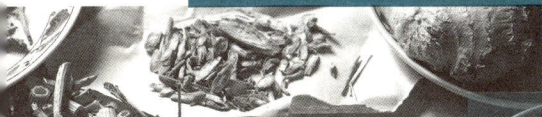

（一）西医治疗

1. 总体目标

尽可能明确病因，达到以下目的：①改善睡眠质量和（或）增加有效睡眠时间；②恢复社会功能，提高患者的生活质量；③减少或消除与失眠相关的躯体疾病或与躯体疾病共病的风险；④避免药物干预带来的负面效应。

2. 干预方式

失眠的干预措施主要包括药物治疗和非药物治疗。对于急性失眠患者宜早期应用药物治疗。对于亚急性或慢性失眠患者，无论是原发还是继发，在应用药物治疗的同时应当辅助以心理行为治疗，即使是那些已经长期服用镇静催眠药物的失眠患者亦是如此。针对失眠的有效心理行为治疗方法主要是认知行为治疗（cognitive behavioral therapy for insomnia，CBT–I）。目前国内能够从事心理行为治疗的专业资源相对匮乏，具有这方面专业资质认证的人员不多，单纯采用CBT–I也会面临依从性问题，所以药物干预仍然占据失眠治疗的主导地位。除心理行为治疗之外的其他非药物治疗，如饮食疗法、芳香疗法、按摩、顺势疗法、光照疗法等，均缺乏令人信服的大样本对照研究。传统中医学治疗失眠的历史悠久，但囿于特殊的个体化医学模式，难以用现代循证医学模式进行评估。应强调睡眠健康教育的重要性，即在建立良好睡眠卫生习惯的基础上，开展心理行为治疗、药物治疗和传统医学治疗。

3. 失眠的药物治疗

尽管具有催眠作用的药物种类繁多，但其中大多数药物的主要用途并不是治疗失眠。目前临床治疗失眠的药物主要包括苯二氮䓬类受体激动剂（benzodiazepine receptor agonists，BZRAs）、褪黑素受体激动剂和具有催眠效果的抗抑郁药物。抗组胺药物（如苯海拉明）、褪黑素以及缬草提取物虽然具有催眠作用，但是现有的临床研究证据有限，不宜作为失眠常规用药。酒精（乙醇）不能用于治疗失眠。

（1）BZRAs：分为传统的苯二氮䓬类药物（benzodiazepine drugs，BZDs）和新型非苯二氮䓬类药物（nonbenzodiazepine drugs，non-BZDs）。BZDs于20世纪60年代开始使用，可非选择性激动γ氨基丁酸受体A（GABAA）上不同的α亚基，具有镇静、抗焦虑、肌松和抗惊厥作用。20世纪

80年代开始，以唑吡坦（zolpidem）为代表的non-BZDs先后应用于失眠的临床治疗。由于它们对GABAA上的α_1亚基更具选择性，主要发挥催眠作用。①BZDs：种类较多，如艾司唑仑（estazolam）、氟西泮（flurazepam）、夸西泮（quazepam）、替马西泮（temazepam）、三唑仑（triazolam）、阿普唑仑（alprazolam）、氯氮䓬（chlordiazepoxide）、地西泮（diazepam）、劳拉西泮（lorazepam）、咪达唑仑（midazolam），前5种药物获美国FDA批准用于失眠的治疗。需要注意，在国内三唑仑属一类精神药品管理，不推荐用于失眠的治疗，其他所列BZDs均纳入二类精神药品管理。这些BZDs可以缩短失眠者的睡眠潜伏期，增加总睡眠时间，不良反应包括日间困倦、头昏、肌张力减退、跌倒、认知功能减退等。老年患者应用时尤须注意药物的肌松作用和跌倒风险。使用中－短效BZDs治疗失眠时有可能引起反跳性失眠。持续使用BZDs后，在停药时可能会出现戒断症状。对于有物质滥用史的失眠患者需要考虑到潜在的药物滥用风险。BZDs禁用于妊娠或泌乳期的妇女、肝肾功能损害者、阻塞性睡眠呼吸暂停综合征患者以及重度通气功能缺损者。②non-BZDs：包括唑吡坦、唑吡坦控释剂（zolpidem-CR）、佐匹克隆（zopiclone）、右佐匹克隆（eszopiclone）和扎来普隆（zaleplon），具有与BZDs类似的催眠疗效。由于non-BZDs半衰期短，次日残余效应被最大程度地降低，一般不产生日间困倦，产生药物依赖的风险较传统BZDs低，治疗失眠安全、有效，长期使用无显著药物不良反应，但有可能会在突然停药后发生一过性的失眠反弹。

（2）褪黑素和褪黑素受体激动剂：褪黑素参与调节睡眠-觉醒周期，可以改善时差变化引起的症状、睡眠时相延迟综合征和昼夜节律失调性睡眠障碍，但由于临床应用尚无一致性结论，故不建议将褪黑素作为催眠药物来使用。褪黑素受体激动剂包括雷美尔通（ramelteon）、特斯美尔通（Ⅲ期临床中，tasimelteon）、阿戈美拉汀（agomelatine）等。雷美尔通是目前临床使用的褪黑素受体MT1和MT2激动剂，可缩短睡眠潜伏期、提高睡眠效率、增加总睡眠时间，可用于治疗以入睡困难为主诉的失眠以及昼夜节律失调性睡眠障碍。此外，雷美尔通对于合并睡眠呼吸障碍的失眠患者安全有效。由于没有药物依赖性，也不会产生戒断症状，故已获准长期治疗失眠。阿戈美拉汀既是褪黑素受体激动剂，也是5-羟色胺受体拮抗剂，因此具有抗抑郁和催眠双重作用，能够改善抑郁障碍相关的失眠，缩短睡眠潜伏期，增加睡眠连续性。与BZDs药物不同，褐黑素受体激动剂可以作为不能耐受前述催眠药物患者以及已经发生药物依赖患者的替代治疗。

（3）抗抑郁药物：部分抗抑郁药具有催眠镇静作用，在失眠伴随抑郁、焦虑心境时应用较为有效。①三环类抗抑郁药物：阿米替林能够缩短睡眠潜伏期、减少睡眠中觉醒、增加睡眠时间、提高睡眠效率，但其同时减少慢波睡眠，不同程度减少REM睡眠，且不良反应多，如抗胆碱能作用引起的口干、心率加快、排尿困难等。因此，不作为失眠的首选药物。小剂量的多塞平（3～6mg/d）因有专一性抗组胺机制可以改善成年和老年慢性失眠患者的睡眠状况，具有临床耐受性良好，无戒断效应的特点，近年来国外已作为失眠治疗的推荐药物之一。②选择性5-羟色胺再摄取抑制剂（SSRIs）：虽无明确催眠作用，但可以通过治疗抑郁和焦虑障碍而改善失眠症状。部分SSRIs延长睡眠潜伏期，增加睡眠中的觉醒，减少睡眠时间和睡眠效率，减少慢波睡眠，可能增加周期性肢体运动和NREM睡眠期的眼活动。某些患者在服用时甚至可能加重其失眠症状，因此，一般建议SSRIs在白天服用。③5-羟色胺和去甲肾上腺素再摄取抑制剂（SNRIs）：包括文拉法新和度洛西汀。因可治疗抑郁和焦虑状态而改善失眠。不足之处几乎与SSRIs相同。④其他抗抑郁药物：小剂量米氮平（15～30mg/d）能缓解失眠症状；小剂量曲唑酮（25～100mg/d）具有镇静效果，可以用于治疗失眠和催眠药物停药后的失眠反弹。⑤抗抑郁药物与BZRAs联合应用：慢性失眠常与抑郁症状同时存在，在应用抗抑郁药物治疗的开始阶段，同时联合使用短效BZRAs，有益于尽快改善失眠症状，提高患者依从性。例如，唑吡坦和部分SSRIs（帕罗西汀等）联用可以快速缓解失眠症状，提高生活质量，同时协同改善抑郁和焦虑症状。

4. 药物治疗的具体建议

药物治疗的关键在于把握获益与风险的平衡。在选择干预药物时需要考虑症状的针对性、既往用药反应、患者一般状况、当前用药的相互作用、药物不良反应，以及现患的其他疾病。在遵循治疗原则的同时还需兼顾个体化原则。

（1）给药方式：BZRAs一般在夜间睡前给药，每晚服用1次，称之为药物连续治疗。对于慢性失眠患者，从安全角度和服药的依从性方面考虑，提倡non-BZDs药物间歇治疗，即每周选择数晚服药而不是连续每晚用药。间歇治疗具体间隔的频次尚无定论，推荐间歇给药的频率为每周3～5次。至于具体哪一晚给药更合适，基于唑吡坦的临床试验结果认为，应由患者根据睡眠需求"按需"服用（Ⅱ级推荐）。"按需"的具体决策可参考如下标准：①预期入睡困难时：于上床睡眠前5～10分钟服用；②根据夜间睡眠的需求：于上床后30分钟仍不能入睡时服用；③夜间醒来无法再次入睡，且距预期起床时间大于5小时，可以服用（仅适合使用短半衰期药物）；④根据白天活动的需求（次日有重要工作或事务时），于睡前服用。具有催眠作用的抗抑郁药物和褪黑素受体激动剂于睡前服用。由于药理学机制不同，抗抑郁剂一般不采用间歇给药或按需用药的方式。褪黑素受体激动剂是否可以间歇给药或按需服用有待进一步研究。

（2）疗程：失眠的药物治疗时程没有明确规定，应根据患者情况调整剂量和维持时间。小于4周的药物干预可选择连续治疗，超过4周的药物干预需重新评估，必要时变更干预方案或者根据患者睡眠改善状况适时采用间歇治疗（Ⅱ级推荐）。

（3）变更药物：换药指征包括：①推荐的治疗剂量无效；②产生耐受性；③不良反应严重；④与治疗其他疾病的药物有相互作用；⑤使用超过6个月；⑥高危人群（有成瘾史的患者）。换药的选择参见序贯治疗方案。

（4）终止治疗：当患者感觉能够自我控制睡眠时，可考虑逐渐停药。如失眠与其他疾病（如抑郁障碍等）或生活事件相关，当病因去除后，也应考虑停用镇静催眠药物。推荐的停药原则：①避免突然终止药物治疗，减少失眠反弹（Ⅱ级推荐）；②停药应逐步减停，有时需要数周至数月，如在停药过程中出现严重或持续的精神症状，应对患者进行重新评估（Ⅱ级推荐）；③常用的减量方法为逐步减少夜间用药量和（或）变更连续治疗为间歇治疗（Ⅲ级推荐）。

（5）药物治疗无效时的处理：部分失眠患者对药物治疗反应有限，或者是仅能获得一过性睡眠改善。此外，一些失眠患者同时罹患多种疾病，多种药物同时应用存在药物交互反应，干扰治疗效果。当规范的药物治疗无法获得满意效果时，推荐将认知行为干预作为添加或替代的治疗手段（Ⅰ级推荐）。

（6）推荐的失眠药物治疗策略（⑤～⑧可视为序贯方案）：①失眠继发于或伴发于其他疾病时，应同时治疗原发或伴发疾病；②药物治疗的同时应当帮助患者建立健康的睡眠习惯；③药物治疗开始后应监测并评估患者的治疗反应。长期、难治性失眠应在专科医生指导下用药；④如具备条件，应在药物干预的同时进行认知行为治疗（Ⅰ级推荐）；⑤原发性失眠首选短效BZRAs，如唑吡坦、佐匹克隆、右佐匹克隆和扎来普隆（Ⅱ级推荐）；⑥如首选药物无效或无法依从，更换为另一种短－中效的BZRAs或者褪黑素受体激动剂（Ⅱ级推荐）；⑦添加具有镇静作用的抗抑郁药物（如多塞平、曲唑酮、米氮平或帕罗西汀等），尤其适用于伴随焦虑和抑郁症状的失眠患者（Ⅱ级推荐）；⑧BZRAs或褪黑素受体激动剂可以与抗抑郁剂联合应用（Ⅱ级推荐）；⑨老年患者推荐应用non－BZDs药物或褪黑素受体激动剂（Ⅱ级推荐）；⑩抗组胺药物、抗过敏药物以及其他辅助睡眠的非处方药不宜用于慢性失眠的治疗；⑪对于长期应用镇静催眠药物的慢性失眠患者，不提倡药物连续治疗，建议采用间歇治疗或按需治疗的服药方式（见下文），同时建议每4周进行1次评估（Ⅲ级推荐）。

5. 特殊类型失眠患者的药物治疗

（1）老年患者：老年失眠患者首选非药物治疗手段，如睡眠卫生教育，尤其强调接受CBT-I（Ⅰ级推荐）。当针对原发疾病的治疗不能缓解失眠症状或者无法依从非药物治疗时，可以考虑药物治疗。老年失眠患者推荐使用non-BZDs或褪黑素受体激动剂（Ⅱ级推荐）。必须使用BZDs药物时需谨慎，若发生共济失调、意识模糊、反常运动、幻觉、呼吸抑制时需立即停药并妥善处理，同时需注意服用BZDs引起的肌张力降低有可能产生跌倒等意外伤害。老年患者的药物治疗剂量应从最小有效剂量开始，短期应用或采用间歇疗法，不主张大剂量给药，用药过程中需密切观察药物不良反应。

（2）妊娠期及哺乳期患者：妊娠期妇女使用镇静催眠药物的安全性缺乏资料，由于唑吡坦在动物实验中没有致畸作用，必要时可以短期服用（Ⅳ级推荐）。哺乳期应用镇静催眠药物以及抗抑郁剂需谨慎，避免药物通过乳汁而影响婴儿，推荐采用非药物干预手段治疗失眠（Ⅰ级推荐）。

（3）围绝经期和绝经期患者：对于围绝经期和绝经期的失眠妇女，应首先鉴别和处理此年龄组中影响睡眠的常见疾病，如抑郁障碍、焦虑障碍和睡眠呼吸暂停综合征等，依据症状和激素水平给予必要的激素替代治疗，此部分患者的失眠症状处理与普通成人相同。

（4）伴有呼吸系统疾病患者：BZDs由于其呼吸抑制等不良反应，在慢性阻塞性肺病（COPD）、睡眠呼吸暂停低通气综合征患者中慎用。non-BZDs受体选择性强，次晨残余作用发生率低，使用唑吡坦和佐匹克隆治疗稳定期的轻、中度COPD的失眠患者尚未发现有呼吸功能不良反应的报道，但扎来普隆对伴呼吸系统疾病失眠患者的疗效尚未确定。老年睡眠呼吸暂停患者可以失眠为主诉，复杂性睡眠呼吸紊乱（complex sleep apnea）者增多，单用唑吡坦等短效促眠药物可以减少中枢性睡眠呼吸暂停的发生，在无创呼吸机治疗的同时应用可提高顺应性，减少诱发阻塞型睡眠呼吸暂停的可能。对高碳酸血症明显的COPD急性加重期、限制性通气功能障碍失代偿期的患者禁用BZDs，必要时可在机械通气支持（有创或无创）的同时应用并密切监护。褪黑素受体激动剂雷美尔通可用于治疗睡眠呼吸障碍合并失眠的患者，但需要进一步的研究。

（5）共病精神障碍患者：精神障碍患者中常存在失眠症状，应该由精神科执业医师按专科原则治疗和控制原发病，同时治疗失眠症状。抑郁障碍常与失眠共病，不可孤立治疗以免进入恶性循环的困境，推荐的组合治疗方法包括：①CBT-I治疗失眠的同时应用具有催眠作用的抗抑郁剂（如多塞平、阿米替林、米氮平或帕罗西汀等）；②抗抑郁剂（单药或组合）加镇静催眠药物（如non-BZDs药物或褪黑素受体激动剂）（Ⅲ级推荐）。需要注意抗抑郁药物和催眠药物的使用有可能加重睡眠呼吸暂停综合征。焦虑障碍患者存在失眠时，以抗焦虑药物为主，必要时在睡前加用镇静催眠药物。精神分裂症患者存在失眠时，应选择抗精神病药物治疗为主，必要情况下可辅以镇静催眠药物治疗失眠。

（二）中医治疗

1. 中医治疗原则

失眠亦称不寐，是由心神失养或心神不安所致，以经常不能获得正常睡眠为特征的一类病证。不寐在《内经》称为"不得卧""目不瞑"，认为邪气客于脏腑，卫气行于阳而不入阴所得。《素问》记载有"胃不和则卧不安"，后世医家引申为凡脾胃不和，痰湿食滞内扰，以致寐寝不安者均属于此。汉·张仲景《伤寒论》云："少阴病，得之二三日以上，心中烦，不得卧，黄连阿胶汤主之。"指出少阴病热化伤阴后阴虚火旺之不寐证。《金匮要略》云："虚劳虚烦，不得眠，酸枣仁汤主之。"指出肝血不足、虚热烦躁的不寐证。明·张景岳《景岳全书》指出："不寐证虽病有不一，然惟知邪正二字，则尽之矣。盖寐本乎阴，神其主也，神安则寐，神不安则不寐，其所以不安者，一由邪气之扰，一由营气之不足耳。有邪者多实证，无邪者皆虚证。"明·李中梓结合自己的临床经验对不寐的病因及治疗提出了卓有见识的论述,《医宗必读》云:"不寐之故大约有五:一曰气虚,六君汤加酸枣仁、黄芪。一曰阴虚,血少心烦,酸枣仁一两,生地黄五钱,米二合,煮粥食之。一曰痰滞,温胆汤加南星、酸枣仁、雄黄末。一曰水停,轻者六君子汤,加菖蒲、远志、苍术;重者控涎丹。一曰胃不和,橘红、甘草、石斛、茯苓、半夏、神曲、山楂之类。"清·冯兆张《冯氏锦囊秘录》云:"是以壮年肾阴强盛,睡沉熟而长,老年阴气衰弱,则睡轻而短。"说明不寐的病因与肾阴盛衰有关。

正常睡眠依赖于人体的"阴平阳秘",脏腑调和,气血充足,心神安定,卫阳能入于阴。如思虑过度,内伤心脾;或体虚阴伤,阴虚火旺;或受大惊大恐,心胆气虚;或宿食停滞化为痰热,扰动胃腑;或情志不舒,气郁化火,肝火扰神,均能使心神不安,发为本病。

不寐的病因虽多,但其病理变化,总属阳盛阴衰,阴阳失交。一为阴虚不能纳阳,一为阳盛不得入于阴。病位主要在心,与肝、脾、肾密切相关。因血之来源,由水谷精微所化,上奉于心,则心得所养;受藏于肝,则肝体柔和;统摄于脾,则生化不息;调节有度,化而为精,内藏于肾,肾精上承于心，心气下交于肾，阴精内守，卫阳护于外，阴阳协调，则神志安宁。

故中医治疗失眠之原则以调整脏腑气血阴阳为基础。治疗时遵循"补其不足，泻其有余，调其虚实"，实证泻其有余，如疏肝泻火、清化痰热、消导和中；虚证补其不足，如补益心脾、滋阴降火、益气镇惊安神，注重调和气血，平衡阴阳，以使气血条畅，阴平阳秘，脏腑功能得以恢复正常；同时在辨证论治的基础上施以安神镇静，即强调在辨证论治的基础上，适当予以安神镇静的治疗，临床上根据伴随症状的不同而择用养血安神、清心安神、育阴安神、益气安神、镇肝安神，以及安神定志等治疗方法；在进行药物治疗时，还应注重精神治疗的作用，治疗中应随证采用精神调治的方法以消除患者的顾虑及紧张情绪，保持精神舒畅，对因情志不舒或紧张而造成的失眠，精神治疗更有其特殊的作用；多种方法综合应用以提高疗效，发挥中医特色，可根据病情，选择内服、外用、针灸等多种治疗手段。

2. 辨证论治

不寐首先应辨虚实。虚证多为阴血不足，心失所养。如虽能入睡，但睡间易醒，醒后不易再睡，兼见体质瘦弱，面色无华，神疲懒言，心悸健忘，多属心脾两虚证；如心烦失眠，不易入睡，兼见心悸，五心烦热，潮热，多属阴虚火旺证；如入睡后容易惊醒，平时善惊，多为心虚胆怯证或血虚肝旺证。实证为邪热扰心，心神不安。如心烦易怒，不寐多梦，兼见口苦咽干，便秘溲赤，为肝火扰心证；如不寐头重，痰多胸闷，为痰热扰心证。具体辨证论治如下：

（1）肝火扰心证

症状：不寐多梦，甚则彻夜不眠，性情急躁易怒，伴头晕头胀，目赤耳鸣，口干口苦，喜饮，便秘尿赤，不思饮食，舌红苔黄，脉弦而数。

证候分析：本证多因恼怒伤肝，肝失条达，气郁化火，上扰心神则失眠。肝气犯胃则不思饮食。肝郁化火，肝火乘胃，胃热则口渴喜饮。肝火偏旺，则急躁易怒。火热上扰，故目赤口苦，小便黄赤，大便秘结，舌红，苔黄，脉弦而数，均为热象。《成方便读》："夫肝藏魂，有相火内寄。烦自心生，心火动则相火随之。内火扰乱，则魂无所归。"《症因脉治·内伤不得卧》论述："肝火不得卧之因，或因恼怒伤肝，肝气怫郁。或尽力谋虑，肝血所伤。肝主藏血，阳火扰动血室，则夜卧不宁矣。"在治疗上应以疏肝泻火、调理气血，使肝体柔和，疏泄调达，相火不致妄动，心神得以安定，得以安眠。

治法：疏肝泻热，佐以安神。

方药：龙胆泻肝汤加味。方中龙胆草、黄芩、栀子清肝泻火；泽泻、木通、车前子清利肝经湿热；当归、生地养血和肝；柴胡舒畅肝胆之气；甘草和中。可加茯神、龙骨、牡蛎镇心安神。

偏于肝郁化火者，可用丹栀逍遥散加减。大便秘结者加龙胆草、大黄以泻火通便。脘腹胀满者可加鸡内金、砂仁、莱菔子和胃消滞。偏于血虚肝旺者可用滋水清肝饮为基本方，酌加白芍、龟板、阿胶以加强滋阴之力，加珍珠母、磁石、生龙牡等以平肝潜阳，重镇安神。如胸闷胁胀，善太息者，加郁金、香附之类以疏肝开郁。

（2）痰热内扰证

症状：心烦不寐，胸闷脘痞，泛恶嗳气，厌食吞酸，头重目眩，舌偏红，苔黄腻，脉滑数。

证候分析：本证多因宿食停滞，积湿生痰，因痰生热，痰热上扰则心烦失眠。因宿食痰湿壅遏遇于中，故而胸闷。清阳被蒙，故头重目眩。痰食停滞则气机不畅，胃失和降，故证见恶食，嗳气或呕恶。苔黄腻，脉滑数为痰热宿食内停之征。《景岳全书·不寐》云："痰火扰乱，心神不宁，思虑过伤，痰郁而致不眠者多矣。"《证治要诀·不寐》云："有痰在胆经，神不归舍，亦令不寐。"在治疗上应以涤痰化湿，清热安神为基本治则。

治法：化痰清热，和中安神。

方药：温胆汤加黄连、山栀。方用半夏、陈皮、竹茹、枳实理气化痰，和胃降逆；黄连、山栀清心降火；茯苓宁心安神。

若心悸惊惕不安者，可加入珍珠母之类以镇惊定志。若痰食阻滞，胃中不和者，可合用半夏秫米汤加神曲、山楂、莱菔子以及消导和中。痰热重而大便不通者，可用礞石滚痰丸降火泻热，逐痰安神。

（3）心脾两虚证

症状：不易入睡，多梦易醒，心悸、健忘、头晕目眩，神疲食少，四肢倦怠，腹胀便溏，面色少华，舌质淡，脉细无力。

证候分析：心主血，脾为生血之源，心脾亏虚，血不养心，神不守舍，故多梦易醒，健忘心悸。气血亏虚，不能上奉于脑，清阳不升，则头晕目眩。血虚不能上荣于面，故面色少华，舌色淡。脾失健运，则饮食无味。血少气虚，故精神不振，四肢倦怠，脉细弱。《素问·灵兰秘典论》云："心者，君主之官，神明出焉"；《灵枢·邪客》谓："心者，五脏六腑之大主也，精神之所舍也"，病位多责之于心。而心神的安定需要气血的调养，如果心脾亏虚，气血生化无源，血不养心，心神失养，气血亏虚，不能上奉于心，清阳不升，脑失所养就会产生失眠，在治疗上应以调理心脾，补益气血，才能保证心神的安定。

治法：补养心脾，以生气血。

方药：归脾汤。方中人参、白术、黄芪、甘草补气健脾；远志、枣仁、茯神、龙眼肉补心益脾，安神定志；当归滋阴养血；木香行气舒脾，使之补而不滞。诸药相合，养血以宁心神，健脾以资化源。

如心血不足者，可加熟地、白芍、阿胶以养心血。如失眠较重者，加五味子、柏子仁养心宁神，或加合欢花、夜交藤、龙骨、牡蛎以镇静安神。如兼见脘闷纳呆，苔滑腻者，加半夏、陈皮、茯苓、厚朴等，以健脾理气化痰。亦可以归脾汤、养心汤二方化裁同用。

（4）心胆气虚证

症状：虚烦不寐，多梦易醒，触事易惊，终日惕惕，胆怯心悸，伴气短自汗，倦怠乏力，小便清长，舌淡，脉弦细。

证候分析：心虚则心神不安，胆虚则善惊易

恐，故多梦易醒，心悸善惊，气短倦怠，小便清长均为气虚之象，舌色淡，脉弦细，均为气血不足的表现。心胆虚怯，心神失养则不安，胆气不足则志不宁，心胆气虚，神魂不安，在治疗上应以益气安神，镇惊定志为主。

治则：益气镇惊，安神定志。

方药：安神定志丸。方中人参益气；龙齿镇惊为主。配茯苓、茯神、石菖蒲补气益胆安神。

若血虚阳浮，虚烦不寐者，宜用酸枣仁汤。药用酸枣仁安神养肝为主；川芎调血，以助枣仁养心；茯苓化痰宁心，以助枣仁安神；知母清胆宁神。证情较重者，二方可以合用。

（5）心肾不交证

症状：心烦不眠，入睡困难，心悸多梦，头晕、耳鸣、健忘，腰膝酸软，潮热盗汗，五心烦热，咽干少津，男子遗精，女子月经不调，舌红少苔，脉细数。

证候分析：肾阴不足，不能上交于心，心肝火旺，火性炎上，虚热扰神，故心烦不寐，心悸不安。肾精亏耗，髓海空虚，故头晕、耳鸣、健忘。腰府失养，则腰酸。心肾不交，精关不固，故梦遗。口干津少，五心烦热，舌红，脉细数，均为阴虚火旺之象。肾精亏耗，髓海空虚，肾中阴精不足，无以上养心阳，滋养心阴，而致心阳独亢，心火上扰心神，难以入睡，心神不安。在治疗上应滋阴清心降火，引火归元，心肾既济，心神安定。

治法：滋阴降火，养心安神。

方药：六味地黄丸合交泰丸加减。前方以滋阴补肾为主，用于头晕耳鸣，腰膝酸软，潮热盗汗等肾阴不足证；后方清心降火，引火归原，用于心烦不寐，梦遗失精等心火偏亢证。方中熟地、山萸肉、山药滋补肾阴；泽泻、茯苓、丹皮清泄相火；黄连清心降火；肉桂引火归原。

若心阴不足为主者，可选用天王补心丹以滋阴养血，补心安神。若阴血不足，心火亢盛者，可选用朱砂安神丸。心烦不寐，彻夜不眠者，加朱砂、磁石、生龙骨、龙齿重镇安神。

3. 常用中成药

目前失眠多需要长期服用药物调理，由于中成药服用、携带方便，且不良反应少，无明显的依赖性，在临床上常常使用。现将常见治疗失眠中成药列举如下：

珍枣胶囊：是以酸枣仁、珍珠母和夜交藤、川黄连四味中药相配伍，体现滋阴以降火治法，具有养阴清热，潜阳安神的功效，在治疗老年阴虚火旺型失眠方面具有显著的疗效。

舒眠胶囊：由酸枣仁、柴胡、白芍、合欢花、合欢皮、僵蚕、蝉衣、灯心草等组成，能帮助失眠患者缩短入睡时间，改善睡眠质量，提高睡眠效率。

甜梦胶囊：由刺五加、淫羊藿、黄精、枸杞子、熟地、黄芪、山楂、砂仁、泽泻、法半夏等组成，以改善睡眠。

枣仁安神胶囊：由酸枣仁、丹参、五味子3味药经过加工制作而成，主要用于治疗心血不足所致的失眠。

百乐眠胶囊：由百合、刺五加、首乌藤、合欢花、珍珠母、酸枣仁、茯苓、远志、党参、生地黄、麦冬、五味子、灯心草、丹参等15味中药组成，适用于肝郁阴虚型失眠，症见入睡困难、多梦易醒、醒后不眠、头晕乏力、烦躁易怒、心悸不安等。

参松养心胶囊：由人参、麦冬、五味子、山茱萸、酸枣仁、桑寄生、丹参、赤芍、土鳖虫、甘松、黄连、龙骨等药物组成，具有滋阴补气、活血通络、清心安神的功效，对调节自主神经不良反应小，治疗失眠，标本兼治。

乌灵胶囊：是从我国珍稀药用真菌乌灵菌中分

离，并运用现代生物发酵而成的纯中药制剂，此药能够平衡五脏六腑的功能，可用于治疗伴精神障碍的失眠。

丹栀逍遥散：在逍遥散的基础上加上栀子和牡丹皮而成，可以上平肝清心火，下滋肾阴，调节阴阳，从而治疗失眠。

解郁丸：由"逍遥散"和"甘麦大枣汤"化裁而来，由柴胡、当归、白芍、郁金、茯苓、百合、合欢皮、甘草、小麦、大枣等组成，具有疏肝解郁，养心安神的功效，有抗抑郁和催眠作用。

疏肝宁神口服液：由柴胡、郁金、栀子、川黄连、浮小麦、大枣、茯苓、法半夏等组成，常用于失眠多梦、夜间易醒、心烦等。

新乐康片：含有皂苷、钩藤碱，以及萝芙木总碱，有镇静养心、除烦安神的作用，能够全面改善睡眠，安全性好。

心神宁：源于汉代《金匮要略》中的酸枣仁汤，由酸枣仁、远志、茯苓、栀子等组成，具有镇静及催眠作用。

扶芳藤合剂：由扶芳藤、黄芪、红参组成，有补气血、益心脾、养肝肾的功效。

肉蔻五味丸：由肉豆蔻、土木香、木香、广枣、荜茇组成，用于心烦失眠、心神不安。

4. 常用验方、便方

对失眠患者针对性行穴位贴敷治疗，常以多味药物调和，多个穴位贴敷，此疗法可刺激体表腧穴，通过经络的传导，改善五脏六腑的生理功能和病理状态，从而达到固表、托毒、通脏、扶正强身的目的：

（1）常用黄连、酸枣仁、肉桂按比例调和制成糊状后，贴于涌泉、神门、内关、安眠、三阴交、太溪等穴，治疗心肾不交导致的失眠。

（2）以黄芪、当归、茯神、龙眼肉、大枣、蜂蜜为主要组成部分，贴于神门、安眠、心俞、内关、三阴交、脾俞、足三里等治疗气血不足失眠。

（3）用首乌藤、何首乌、珍珠母、女贞子、郁金、五味子调制成膏状，贴敷于神门、心俞、太冲、安眠、肝俞、行间、太阳、风池等穴，改善肝肾阴虚阳亢的失眠患者。

无论何种贴敷，均需入睡前贴，至次日清晨揭下，3小时后才可清洗，每周2次。坚持贴敷1～3个月，失眠改善显著。此方法简单可行，无外伤，各大医院科室均可使用。

此外，笔者考虑到老年人虚证体质，常在入冬之时以膏方治疗慢性虚性失眠。膏方不仅可以滋补强壮，更是治疗长期顽固性失眠的最佳剂型。根据辨证论治，以平时汤药方为基础方，加大5～10倍用量，配以滋补药物，熬制成膏，早晚各一勺，开水送服。服用过程中有不适者，应及时就诊。众多失眠患者在入冬时服用膏方，来年失眠症状明显改善，体质亦增强，达到未病先防等意想不到的效果。在诊治过程中，笔者总是细心开导患者，耐心倾听，同时注重使用精神疗法消除患者紧张情绪，身心同治，效果很好。

（三）康复治疗

1. 睡眠卫生教育

大部分失眠患者存在不良睡眠习惯，破坏正常的睡眠模式，形成对睡眠的错误概念，从而导致失眠。睡眠卫生教育主要是帮助失眠患者认识不良睡眠习惯在失眠的发生与发展中的重要作用，分析寻找形成不良睡眠习惯的原因，建立良好的睡眠习惯。一般来讲，睡眠卫生教育需要与其他心理行为治疗方法同时进行，不推荐将睡眠卫生教育作为孤立的干预方式进行。

睡眠卫生教育的内容包括：①睡前数小时（一般下午4点以后）避免使用兴奋性物质（咖啡、浓茶或吸烟等）；②睡前不要饮酒，酒精可干扰睡眠；③规律的体育锻炼，但睡前应避免剧烈运动；④睡前不要大吃大喝或进食不易消化的食物；⑤睡前至少1小时内不做容易引起兴奋的脑力劳动或观看容易引起兴奋的书籍和影视节目；⑥卧室环境应安静、舒适，光线及温度适宜；⑦保持规律的作息时间。

2. 松弛疗法

应激、紧张和焦虑是诱发失眠的常见因素。放松治疗可以缓解上述因素带来的不良效应，因此是治疗失眠最常用的非药物疗法，其目的是降低卧床时的警觉性及减少夜间觉醒。减少觉醒和促进夜间睡眠的技巧训练包括渐进性肌肉放松、指导性想象和腹式呼吸训练。患者计划进行松弛训练后应坚持每天练习2～3次，环境要求整洁、安静，初期应在专业人员指导下进行。松弛疗法可作为独立的干预措施用于失眠治疗（Ⅰ级推荐）。

3. 刺激控制疗法

刺激控制疗法是一套改善睡眠环境与睡眠倾向（睡意）之间相互作用的行为干预措施，恢复卧床作为诱导睡眠信号的功能，使患者易于入睡；重建睡眠-觉醒生物节律。刺激控制疗法可作为独立的干预措施应用（Ⅰ级推荐）。具体内容：①只有在有睡意时才上床；②如果卧床20分钟不能入睡，应起床离开卧室，可从事一些简单活动，等有睡意时再返回卧室睡觉；③不要在床上做与睡眠无关的活动，如进食、看电视、听收音机及思考复杂问题等；④不管前晚睡眠时间有多长，保持规律的起床时间；⑤日间避免小睡。

4. 睡眠限制疗法

很多失眠患者企图通过增加卧床时间来增加睡眠的机会，但常常事与愿违，反而使睡眠质量进一步下降。睡眠限制疗法通过缩短卧床清醒时间，增加入睡的驱动能力以提高睡眠效率。

推荐的睡眠限制疗法具体内容如下（Ⅱ级推荐）：①减少卧床时间以使其和实际睡眠时间相符，并且只有在1周的睡眠效率超过85%的情况下才可增加15～20分钟的卧床时间；②当睡眠效率低于80%时则减少15～20分钟的卧床时间，睡眠效率在80%～85%之间则保持卧床时间不变；③避免日间小睡，并且保持起床时间规律。

5. CBT-Ⅰ

失眠患者常对失眠本身感到恐惧，过分关注失眠的不良后果，常在临近睡眠时感到紧张、担心睡不好，这些负性情绪使睡眠进一步恶化，失眠的加重又反过来影响患者的情绪，两者形成恶性循环。认知治疗的目的就是改变患者对失眠的认知偏差，改变患者对于睡眠问题的非理性信念和态度。认知疗法常与刺激控制疗法和睡眠限制疗法联合使用，组成失眠的CBT-Ⅰ。

认知行为疗法的基本内容：①保持合理的睡眠期望；②不要把所有的问题都归咎于失眠；③保持自然入睡，避免过度主观的入睡意图（强行要求自己入睡）；④不要过分关注睡眠；⑤不要因为一晚没睡好就产生挫败感；⑥培养对失眠影响的耐受性。CBT-I通常是认知治疗与行为治疗（刺激控制疗法、睡眠限制疗法）的综合，同时还可以叠加松弛疗法以及辅以睡眠卫生教育。CBT-I是失眠心理行为治疗的核心（Ⅰ级推荐）。

6. 生活疗法

生活疗法又称起居疗法或者生活养生法，即通过科学的生活方式来达到促进健康治疗疾病的目的。失眠是睡眠生理功能紊乱的一种表现，想要改善失眠，最主要的方法就是建立起有规律的生活方式。因此养生起居疗法在失眠康复治疗中具有十分重要的意义。

（1）睡眠环境：失眠患者的睡眠环境宜清静、光线柔和，噪声不宜过大，以免给病人带来烦恼、精神紧张，而且直接影响病人的睡眠。卧室内无光线照射，室内空气宜清新。

（2）睡眠姿势：失眠提倡"卧如弓"，采取略为弯曲的姿势侧睡，这样四肢能够放到舒适的位置，使全身肌肉得到放松，有利于解除疲劳，宜入睡。

（3）床铺枕头：床铺枕头要舒适，高低要合适，以适当的硬度和又有弹性的床铺最为合适。避免太硬太柔软的床，枕头的通气性能要好，吸湿性能要好，不软不硬为佳。

（4）睡衣及被褥：睡衣为吸汗性能佳的棉制品，同时要宽大，不能太窄小，否则会影响睡眠。

（5）室内温度、湿度：卧室宜保持在适宜的温度，一般在16～24℃左右，湿度不可过于湿或干燥，冷热要适宜，温度要适宜，以创造良好的睡眠环境。

生活要有规律，每天一定要按时睡觉，按时起床，并定出生活时间表，养成有规律的生活习惯。如果偶有睡眠不好，第二天早上不应睡懒觉，否则容易打乱原有的睡眠周期规律，晚上仍应固定时间上床。

（四）预防措施

失眠的预防内容包括未病先防和既病防变两个方面，未病先防是指顺应自然、调畅情志、调摄饮食、药膳保健，以及针灸、推拿及药物调养以增强正气，防止病邪侵害。既病防变则为早期诊治，并根据失眠的传变规律，先安未受邪之地。

1. 未病先防

（1）顺应自然，养成良好的生活习惯：失眠是睡眠生理功能紊乱的一种表现，是人体的生理时钟与自然不同步的结果。中医以阴阳理论为基础论治其本，《内经》有云："阴中有阳，阳中有阴。平旦至日中，天之阳，阳中之阳也；日中至黄昏，天之阳，阳中之阴也；黄昏至鸡鸣，天之阴，阴中之阴也；鸡鸣至平旦，天之阴，阴中之阳也。故人亦应之。"进一步说明自然界阴阳消长规律，其人亦与之相应，不能违背，违背就会疾病丛生。因此顺应自然，养成良好的生活习惯在防治失眠中具有十分重要的意义。

1）养成良好的睡眠规律，每天按时睡觉，按时起床，形成有规律的生活习惯。偶有睡眠不好，也应于规定时间上床，闭目养神，不要熬夜，打乱睡眠的周期规律。

2）晨起最好到室外去呼吸新鲜空气，到有光线的地方做些有氧运动，坚持必要的体力活动，有利于白天大脑的兴奋。不能做太大活动的人可以散散步，注意活动量要适度，避免久坐、久立、久行、久卧。

3）午睡应要定时定量，一般以1小时左右为佳，切不可过长，失眠期间避免过长的午睡，是为了防治中午大脑得到了足够的休息，夜间难以入睡。

4）夜晚临睡前精神不宜过于兴奋，例如剧烈运动，观看惊险刺激的电视、电影等；不要胡思乱想，以免招致精神紧张。睡前半小时停止脑力劳动，不要再思考难题或者生活中的矛盾，使心情平复，可较快进入睡眠状态。

5）夜晚睡前可用温水泡脚，同时用手按摩双脚，直至发热为止，条件允许，不妨在睡前冲洗温水澡，以促使皮肤血管扩张，减少脑血流供应而易入睡。

6）夏季不可贪凉，使用电风扇不宜对着身体吹风，风量不宜过大；使用空调时，室内外温差不宜过大，尤其是我们睡眠时，体温调节功能较差，冷气不宜吹得过多。体质较差者应重视气候变化，根据气温的下降或转暖而增减衣物，具体原则以保暖为度。

（2）调畅情志，促进身体、心理的和谐统一：情志是每个人与生俱来的一种情感状态，是人正常的精神活动，是机体对外界的精神刺激或既往刺激所遗留痕迹的一种应答性反应。随着生活节奏的日益加速、社会竞争日趋激烈，人们的心理负担也随之加重，当突然、强烈、持久的刺激超过人体本身生理活动的调节范围时，就会导致情志致病的发生。引起心理因素变化导致不寐的原因，概括起来有：社会因素、家庭因素、子女因素、夫妻因素、亲友因素、事业因素、经济因素，等等。从年龄上说，青年人发生的失眠原因，多见于要求、欲望以及学业、职业、事业等因素，表现形式多见情绪易激动；中年人发生的失眠原因，多见于家庭、夫妻、亲友，以及成功、挫折、失败等因素，表现形式多见情绪不稳定；老年人发生失眠原因，多见于自我心理承受能力减弱，如感觉年龄大、负担重、忧愁以及失落感，表现形式多见情绪萎靡不振。

1）移情易性：通过分散患者的注意力，或通过精神转移，改变患者内心忧虑的指向性，从而排遣情思，改变心志，以治疗由情志因素所引起的失眠，例如通过适当参加体育或体力劳动，用身体的劳累去消除精神上的紧张，舒畅情怀。或者通过培养适合自己的兴趣爱好排解愁绪，寄托情怀，舒畅气机，转移注意力，使人白天相对疲劳，夜间则易睡眠好，从而改善失眠。

2）清心静神：蔡季通在《睡诀》中称："先睡心，后睡眼"。失眠伴有烦躁者多见，许多失眠患者烦躁多虑，睡前心中思虑过多，心神不宁，故此类人群应清心静神以"睡心睡眼"。清心静神，需通过自我控制调节等方式，抛弃一切恩怨慕恋，以一念代万念，达到"内无思想之患，外不劳形于事"之境界。《素问·上古天真论篇》云："恬淡虚无，真气从之，精气内守，病安从来。"因此，通过陶冶情操，改变行为，可使患者保持良好稳定的情志，远离失眠困扰。

3）心理疏导：随着社会的快节奏发展，心理因素的变化复杂，造成精神因素的失眠是不可避免的，此时可以寻求外界心理疏导的方式，例如：心理医生对话、心理疗养室等。心理疗养室应配置各种设备帮助教育。例如放些幻灯片，图文并茂，专题专讲，启发教育，使心态适应新环境、新变化、新需要，自我调节，自我平衡。在与心理医生对话的过程中，给予心理性治疗，使其树立自信心、自强心、自控能力、应变能力，把自身处于自然社会当中，适应变化多端的外部环境和内部因素。引导患者进行心理因素自我调理为主，用药为辅，使脏腑功能协调，精神旺盛，体魄充沛，身心健康，从而起到防治失眠的作用。

（3）调摄饮食，养成良好的饮食习惯：当今社会，突发急性或短暂性失眠以西药疗法为主，但慢性或老年失眠患者若长期服用西药镇静安眠易造成药物依赖性，损害中枢神经功能而产生不良的副作用。目前中医药防治失眠受到社会大众越来越多的关注，但是就中医观点而言，药食同源，药疗不如食疗，药补不如食补。故养成良好的饮食习惯，搭配合理的药膳疗法，对预防失眠可以起到很好的帮助，不仅可以长期服用，无副作用，还具有养生保健功效。

1）中医所说："胃不和而卧不安"，饮食以少量多餐为宜，睡前进食一不宜过饱，二不宜过少。饮食过饱，消化不良会导致胃部胀气而影响入睡；反之，过饥腹中空虚，使人感到饥饿而醒。

2）忌一切刺激性食物，如浓茶、浓咖啡、辣椒、胡椒粉。应戒烟，尤其不要在睡觉前或失眠时吸烟，吸烟不仅会使室内的空气变浑浊，尼古丁又是刺激物，影响正常睡眠。能饮酒者，就寝时可酌量饮用一些酒精度不高的饮料，如葡萄酒、啤酒、清酒等，这些酒对中枢神经有安定作用，可以消除紧张，促进睡眠。

3）平时宜多食清淡而富有营养的食物，尤其是富含有各种必需氨基酸的优良蛋白质和维生素。色氨酸是合成与睡眠有关的5–羟色胺（存在于脑中）的重要元素。故摄取充足的色氨酸，可以有效地促进睡眠。含色氨酸的食品有：鱼、肉、蛋及牛奶、酸奶、奶酪等。就寝前饮用一杯牛奶有良好的催眠效果，若牛奶里加适量的糖，则催眠效果更好。这是因为碳水化合物能促进人体胰岛素的分泌，色氨酸在胰岛素的作用下，进一步转移到脑内，转变成具有催眠作用的血清素。

4）晚餐可以食用富含脂肪的食品，有关研究表明此类食品进入人体后，脑内会分泌消化腺激素，使胰腺、肝脏活动加速，促进胆汁、胰腺的分泌，提高消化吸收效果。同时，脑细胞中也会分泌一种类似消化腺激素的物质，以诱人入睡，大脑中会有和吗啡作用相同的物质分泌，因而达到镇静催眠作用。由于脂肪类食物消化得慢，头部的血液会向胃肠部集中，也会使人有疲乏感觉。

5）药食同源，重视药物与食物的配合，药膳是以中医理论为基础，根据中医辨证配膳的原则，将能食用的食物和有药性的食物相配合，它是取药之性，用食之味，食借药力，药借食威，二者相辅相成。

（4）配合针灸疗法，以调整脏腑阴阳气血：中医学认为，人体正常的睡眠机制，是阴阳相互转化，阴阳之气调和通达的结果。如破坏这种规律，会出现不易入寐或寐而易醒，醒后不寐，重者彻夜难眠的表现。不寐是由阴阳失调，阳不入阴所导致神志不安的病证。针灸预防失眠的关键就在于：一是通过调整阴阳气血脏腑，补虚泻实，使阴阳之气调和通达；二是在辨证论治的基础上合理配穴。

1）针刺预防：应用针刺预防不寐是我国传统医学具有优势的方法之一。《针灸甲乙经》对针刺预防不寐的方式早有论述："邪气客于五脏，则卫气独营其外，行于阳，不得入于阴。行于阳则阳气盛，阳气盛则阳跷满；不得入于阴，阴气虚故目不得眠。治之补其不足，泻其有余，调其虚实，以通其道而去其邪"。提出了对于阴阳不交要泻有余而补不足的理论，指导后世对失眠的防治。针刺在预防不寐这一疾病中，对于腧穴的选用也呈现出一定的规律性，以督脉和膀胱经最多。

2）灸法预防：我国传统医学中对灸法的运用历史悠久，早在周朝就有了专门的论述，马王堆汉墓出土的《足臂十一脉灸经》《阴阳十一脉灸经》是现存最早的灸法医学专著。《医学入门》记载："虚者灸之，使火气以助元阳也；实者灸之，使实邪随火气而发散也；寒者灸之，使其气之复温也；热者灸之，引郁热之气外发，火就燥之义也"。明代《针灸大成》云："思虑劳伤心脾，灸百会。"

3）耳穴预防：耳穴治疗不寐是一种效果好、成本低、痛苦小、便于推广的治疗方式。临床以传统的压王不留行籽的方法使用频率最高，其操作简便、安全性高、不易感染、致敏率低，对神门、皮质下、交感等耳部穴位予以一定的刺激，在调节血液成分的同时，还可以维持人体的内环境，使器官恢复平衡，以及可以把已经处于失衡状态下的神经功能的兴奋和抑制重新恢复平衡，达到预防失眠的作用。

4）穴位注射：穴位注射是现代医家根据传统医学的针灸学理论与西医中的注射的形式相结合的方法，但是注射的位置仍然遵循经络理论，注射的液体往往是维生素制剂或者是复方中药提取物，可以同时发挥药物之长和穴位之优。临床以维生素B_{12}使用频率较高，维生素B_{12}本身可以消除不安和烦躁情绪，改善精神状态，注射到相关穴位可将经络气机的调节与药物的作用，以及对穴位的弥散作用结合起来，达到镇定安神的作用。

2. 既病防变

既病防变思想是在未病先防的基础上逐步发展起来的。《周易·坤卦》言："初六，履霜，坚冰至。"《象》曰："履霜坚冰，阴始凝也；驯致其道，至坚冰也。意为初六踩到薄霜，这是阴气开始凝聚；发展下去，出现的就是坚冰。见到薄霜，就想到坚冰将至。《周易》这种"防微杜渐"的思想对医学的观念产生了潜移默化的影响，逐渐形成了"既病防变"的医学观念，提示我们如果疾病已经发生，则应争取早期诊断，早期治疗，以防止疾病的发展与传变。在疾病的初始阶段，若能积极治疗，将疾病消除在萌芽状态，既可防止疾病传变深入，又可因发病之初病情轻、病位浅而易于治疗。

（1）早期施治：《内经》中就提出了早期诊治的重要性，《素问·阴阳应象大论》云："故邪风之至，疾如风雨，故善治者，治皮毛，其次治肌肤，其次治筋脉，其次治六腑，其次治五脏。治五脏者，半死半生。"告诫医者治病宜早，在疾病之初，要不失时机地给予正确治疗，尽量祛邪于萌芽阶段。在失眠过程中，早期虽邪气已盛，但正气未衰，故易于治愈；日久则邪盛正衰，较难治疗。

（2）防止传变：传，指病情循着一定的趋向发展；变，指病情在某些特殊条件下，不循一般规律而发生性质的改变，即基本证候和病机都发生了变化。影响传变主要取决于三个方面的因素：一是决定于正气的盛衰，正气充盛，抗邪有力，则邪气不能内传；若正气衰弱，则易致邪气内传；若邪气已内传，但正气恢复，已具抗邪外出之力，则可使病情由阴转阳，由里出表。二是决定于邪气的轻重，若感邪重，其势较盛，外邪直袭而入，则必然向内传变；若邪气不甚，或在正邪斗争中邪气已衰，则无力内传，或虽已内传，亦可有外出之机。三是决定于治疗是否得当，在疾病发展的过程中，是否能进行正确的治疗，关系到疾病的传变与否，以及传变的趋向。在失眠防治的过程中，采取正确治疗的同时，以扶助正气为主，重视调理气血阴阳的虚衰。同时人体是一个有机的整体，任何一种疾病都不是孤立存在的，当某一疾病发生时，可依其发展变化规律或趋向而变生他病，因此在治疗失眠的同时，还要杜绝新病的发生。

（3）病愈防复：疾病初愈，由于正气不足，体质尚虚，或兼有余邪未净，此时倘药物、精神、饮食、房事等方面调养不慎，则极易引起疾病的复发，因此采取一定的措施以资预防，是不可忽视的重要环节。所以要注意补养正气，对生活起居的全方位进行调摄，促进康复，防止原病复发或复生它病。在失眠初愈防复过程中，应以调理为主，尤其重视良好生活习惯的培养，同时续予药食的巩固，促进人体正气的恢复，增强抵御外邪的能力。

四、药食宜忌速查

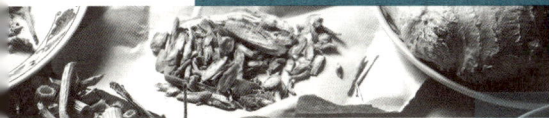

（一）中西药的特色有哪些

失眠是生活中最容易发生的一种症状，多表现为入睡困难、夜间多醒、多梦，早上早醒等，当持续时间达到2～3周以上时，并有精神不振，头晕脑胀，影响正常的生活时，当称为失眠症。失眠症慢性病程较多，复发率高，会使得躯体、心理、社会功能明显受损，严重影响日常生活和工作能力。西医的主要急性治疗手段是镇定安眠，其有作用强、起效快、比较安全，以及已经累积了丰富的临床经验的特点。而中医强调的是在重视整体观念的前提下进行辨证论治，并因在治疗失眠上疗效显著、不良反应较少而得到肯定。

现代临床实践中发现中药与西药在治疗失眠方面都有其不足之处。中医注重从整体上通过调理患者身体，使阴阳平衡、气血调和，从而达到治疗失眠的目的，但往往起效较慢。西药虽然一般起效较快，但具有白天后遗效应、依赖性、停药后失眠反弹等不良反应，特别是苯二氮䓬类助眠药。而中西药配合治疗可以实现二者优势互补，增强临床疗效。比如，广东省佛山市高明区人民医院在2012年就通过实验证明归脾汤联合地西泮治疗心脾两虚型失眠有着更加良好的作用。现代临床工作者已经通过实验证明，中西医配合治疗失眠疗效显著，明显优于单纯用西药和中药，二者结合实现了优势互补，既有效弥补了中药起效较慢的不足，又明显减弱了西药的副作用。可以说二者结合或可走出一条治疗失眠的新道路。目前中西医配合治疗失眠的临床研究多集中在苯二氮䓬类联合中药治疗失眠症，对非苯二氮䓬类联合中药治疗这方面的研究相对较少。原因考虑与临床中苯二氮䓬类催眠药仍是人们的首选有关。此外，非苯二氮䓬类药物价格偏高也可能是原因之一。目前中西医配合治疗失眠的研究主要在临床层面，而基础层面研究较少。

总之，中西医配合疗法优势明显，既发挥了中药从整体上改善患者睡眠状况，又发挥了西药起效快的优势。中医治本，西药治标，标本兼治，中西医配合治疗失眠越来越受到临床重视。

（二）药物禁忌知多少

1. 忌滥用镇定安眠药

滥用安眠药可能会导致对安眠药的耐受性和依赖性。耐药性是指药物促使肝脏产生药物的分解酶增多，体内的药物就能够很快地被这种酶破坏，从而使药物的催眠作用逐渐减弱，治疗效果下降。迫使人服用安眠药的剂量会越来愈大，造成严重后果。而依赖性是由于反复或持续摄入某种安眠药物，造成对该药物躯体和心理上的依赖，对药物需求十分迫切，不予服药即感到焦虑不安、失眠。

2. 忌不合理的用药

长期服用安眠药可使记忆力和智力减退，这种情况在老年人中更加明显。某些老年人常伴有肝功能低下，对安眠药特别敏感，有时一般剂量也可以引起过度镇定作用而发生意外。患有呼吸功能不全的病人，即使服用小量的安眠药，也可能引起呼吸衰竭加重，甚至因严重呼吸抑制而死亡。所以应该谨慎使用安眠药。一般认为，合理用药的指导原则有以下几点：①因病施治；②短期使用；③交替用药；④对症用药；⑤递减停药；⑥综合施治。

（三）饮食宜忌知多少

1. 宜

（1）脂类食物：动物肝脏、鱼、蛋黄、大豆、玉米、花生及核桃等富含脂类的食物，对脑组织的构成起着重要的作用，特别是卵磷脂的含量。如果人体服用了大量的卵磷脂，可改善细胞膜功能，有助于细胞间的联系，增强记忆力，改善脑功能，对神经衰弱和失眠者有效。

（2）蛋白质类食物：瘦猪肉、牛肉、牛奶、鸡、鸭、鱼等富含优质的蛋白质。蛋白质是脑细胞的重要构成部分，大约有35%的脑细胞是由蛋白质构成的。蛋白质是脑神经细胞兴奋和抑制过程的基础，人的感觉、记忆、语言和运动等都与脑神经的兴奋和抑制功能有关。

（3）含糖物质：糖类对脑部有安定的作用，多食糖类能够提高脑部色氨酸的含量，因而有安定的作用。饮食中多糖含量可以造成5–羟色胺流失及消除抑郁等症状。当你辗转难以入眠时，可以在开水中放些白糖饮用。

（4）多食含色氨酸的食物：色氨酸是人体必需氨基酸的一种，它能让人放松，减缓神经疲劳而引发睡意，是一种天然的安眠药。人体内令人困倦的神经递质是血清素，也就是5–羟色胺。而脑神经元在制造血清素时就需要色氨酸，因为色氨酸是制造血清素的原料。它借着高碳水化合物、低蛋白的饮食组合进入大脑，能让人放松心情、减缓神经活动而引发睡意。

（5）多食含维生素B的食物：研究证实，维生素 B_1、维生素 B_2、维生素 B_{12}、叶酸以及烟碱酸都被认为和帮助睡眠有关。维生素B_{12}有维持神经系统健康、稳定情绪的功能，能使难以入眠及常在半夜醒来的人改善睡眠状况。临床多年发现，维生素B_1对于失眠可以起到缓解的作用，维生素B_1可以调节自主神经功能紊乱，降低大脑皮质的兴奋，因此有助于睡眠。维生素B_{12}还可以帮助制造血清素，与维生素B_1、维生素B_2共同发生作用，促使色氨酸转化为烟碱酸。烟碱酸能延长快速眼动的睡眠时间，减少夜间觉醒的次数。

（6）摄入适量的微量元素：国外研究发现，钙质摄取不足的人，容易出现肌肉酸痛及失眠。另外，钙和镁是天然的肌肉松弛剂和镇定剂，人体内镁的含量过低容易失去抗压能力。所以适当的补充钙和镁也可以防治失眠。研究还发现，长期失眠者的血清中，锌和铜的含量明显降低，而这两种微量元素严重缺乏时，人的抗压能力极大地降低，因此，失眠者补充富含矿物质的食物很有意义。

2. 忌

（1）忌辣咸的食物：辣椒、大蒜及生洋葱等辛辣的食物会造成某些人胃部灼热及消化不良，从而干扰睡眠。另外，高盐分食物会使人摄取太多的钠离子，促使血管收缩，血压上升，导致情绪紧张，造成失眠。如果本来就已经有高血压的失眠患者，可能还会引发高血压性头痛和中风。

（2）忌过于油腻的食物：晚餐丰盛油腻，或进食一些高脂肪的食物，会加重肠、胃、胆和胰的工作负担，刺激神经中枢，让它一直处于工作状态，也会导致失眠。所以最聪明的做法就是把最丰盛的一餐放到早上或中午，晚餐适合吃一些清淡的食物来达到安眠的作用。

（3）忌食或建议少食的食物：辣椒、大蒜、生洋葱、韭菜、蒜苗、芥菜、青椒、茄子、芋头、球甘蓝。

（四）调摄误区知多少

1. 失眠后进补

一般人一夜没睡好，第二天起床后感到疲乏无力，头晕脑胀，工作效率低下。在这种情况下可能会有人想吃点"好的"来补补。其实，失眠后人的身体确实会出现"亏空"的现象，但是这和营养不良是两回事，失眠是因为身体没有得到充分的休息，脑细胞没有得到充分的休息和能量补充，并不是多吃点"好的"就可以补上的。而且盲目地乱补还会加重失眠。

2. 晚饭过饱后即休息

俗话说得好"吃的饱，睡得香"，所以有很多人认为吃饱了才能安然入睡。其实这个观点是不完全正确的。晚饭吃得过饱，增加胃肠道的负担，容易导致消化不良，影响睡眠。研究表明，人在正常的生理条件下进食之后，肠胃等消化器官便开始工作，要消化食物需要分泌更多的消化液，这是就需要更多的血液供应才可以满足需要；而其他器官的供血相应减少，大脑也会出现暂时性的缺血，人就容易出现嗜睡。如果晚餐吃饱就上床入睡，使大脑处于抑制状态，对其他器官抑制性也就更强，使胃肠蠕动变慢，消化液分泌不足，消化功能减弱，影响食物的正常消化吸收，久而久之就会产生饮食积滞之病。饱食而卧，胃中胀满不适，因此干扰了正常的睡眠。

3. 睡前喜爱饮酒

人们常以为饮酒可以催眠，其实这个观点是错误的。饮酒虽然暂时抑制中枢系统活动，使人加快入眠，然而酒后引起的睡眠与正常生理性入眠完全不同，酒后入眠，其大脑活动并未停止，甚至比不睡时还要活跃得多，因而，酒后醒来的人经常会感到头晕、头痛等不适。酒的成分是酒精，酒精虽然可以抑制组织细胞对氧气的利用，降低脑细胞的功能，达到一定的镇静催眠的作用，但持续时间太短，约3~4小时便会消失。等到下半夜，酒精的作用逐渐消失后，就会引起反跳性的失眠与多梦，使睡眠效率下降。况且酒有成瘾性，越喝越多，一旦戒断，更易失眠；如果不戒断，会伤害人体的神经细胞及肝、胃等脏器，也可加重失眠。

4. 吸烟

有人常说吸烟可以提神，消除大脑疲劳。但是，这个观点是非常错误的。烟草所含的尼古丁是一种中枢神经毒麻剂，吸入身体后，可使全身血管收缩，组织供氧不足，特别是容易引起脑组织缺氧，降低大脑功能，出现头晕脑胀、记忆力降低、工作效率低下等情况。烟草燃烧会产生一氧化碳，进入人体后形成碳氧血红蛋白，减少血红蛋白的携氧能力，进一步加重脑组织的缺氧。所以，吸烟容易引起失眠多梦。此外吸烟还会对人体的脑、心、肺等多个脏器造成损害，间接引起失眠。

（五）日常饮食推荐

1. 主食类

小米：中医认为，小米性微寒，有健脾和胃、安眠的功效。人常说"胃不和，则卧不宁"，晚饭吃得少会使人胃中空虚而失眠，吃得多则会因胃饱胀而压迫内脏，妨碍睡眠。晚饭食用小米粥，既不会很快地排空而"吊胃"，又不会过饱而失眠，因此小米粥可谓是安眠良方。现代医学也研究证实，人类睡眠愿望的产生与困倦程度及食物蛋白质内色氨酸的含量密不可分。色氨酸能促进大脑神经细胞分泌一种催人欲睡的血清素，而小米中色氨酸的含量相对于其他主食是比较多的。如果在小米粥里加入适量的白糖，那么催眠的效果就更加理想了。另外，小米含丰富的淀粉，进食后能使人产生温饱感，可以促进分泌胰岛素，从而提高进入脑内色氨酸的数量。如果晚上能坚持熬小米粥喝，经过数月，大多数人不仅睡得快、睡得香，而且第二天早晨会面色红润，精力充沛。

小麦：中医认为小麦有养心安神、厚肠益脾、利尿活血、除烦止渴的功效。孙思邈《备急千金要方》称小麦："养心气，心病者宜食。"《本草纲目》说它："可止虚汗"。宜于中老年人食用，有养心退热之功效，使津液不为火扰，对脏躁烦渴均有功效。《本草纲目》把它的功能归纳为四种："养心，益肾，和血，健脾。"要是运用得当，不但可以起到养生健身的作用，而且对治疗失眠也有作用。现代医学也证实小麦具有很高的营养价值，小麦所含的糖类约占75%，蛋白质约占10%，是补充热能和植物蛋白质的重要来源。另外还含有钙、磷、铁，以及其他多种微量元素，此外尚含淀粉酶。是绝大多数人日常的主食之一。

除了小米和小麦外，燕麦片、糯米、西谷米等食物对失眠人群也是很好的食品。燕麦含有富足的N-乙酰-5-甲氧基色胺，同时燕麦片能诱使产生褪黑素，是很有价值的睡前佳品。一碗就能起到促进睡眠的效果。糯米补气血、暖脾胃，适宜一切体虚、神经衰弱者食用，尤以煮稀饭或与红枣同煮为粥最佳，能滋润补虚、温养五脏、益气安神。西谷米能补脾益气，适宜一切产后、病后神经衰弱者食用。《柑园小识》说它："健脾运胃，病虚乏者，煮粥食最宜。"

2. 蔬菜类

黄花菜：黄花菜又叫金针菜，原名萱草，古称"忘忧"。黄花菜是人们喜吃的一种传统蔬菜，营养价值高，被视为"席上珍品"。《本草纲目》载"萱草，性味甘凉，无毒、解烦渴、利胸膈，安五脏。"有健脑除烦、醒酒除黄、宽胸利水、止血下乳的作用。现代医学分析认为，黄花菜含钙、磷最为突出，纤维素和胡萝卜素含量较高。因为其含有丰富的卵磷脂，所以具有较好的健脑和抗衰老功效，同时能清除动脉内的沉积物，对注意力不集中、记忆力减退、脑动脉阻塞等症状有特殊疗效，故人们称之为"健脑菜"。需要注意的是黄花菜本身没毒，但吃到体内会氧化成有毒性的三秋水仙碱，所以营养学家提醒鲜黄花菜不宜多吃。

黄豆：黄豆的蛋白质含量高达40%，最高可达到50%左右，黄豆蛋白质的氨基酸组成比较接近人体所需的氨基酸，属于完全蛋白，尤其以赖氨基酸含量较多，而且黄豆里面含有较多的铁、磷等微量元素。黄豆中所含的卵磷脂是大脑细胞组成的重要部分，常吃黄豆对增加和改善大脑功能有重要的效能，能通络镇静，促进睡眠。

山药：山药有利于脾胃消化吸收功能，是一味平补脾胃的药食两用之品。不论脾阳亏或是胃阴虚，皆可食用。临床上常用于治疗脾胃虚弱、食少体倦等病症；山药里还含有大量的维生素及微量元素，能有效地阻止血脂在血管壁的沉淀，取得益志安神、治疗失眠的功效。

3. 水果类

香蕉：香蕉味平，性寒，有清热解毒，通利

血脉之功效。生活中香蕉被称为"智慧之果"，说明香蕉与脑部营养密切相关，有很高的医疗价值，我国古代劳动人民很早以前就用香蕉来治疗头痛、失眠。现代医学也表明，香蕉中含有能让人远离忧郁情绪的维生素 B_6 和使人精神愉悦的 5-羟色胺物质，可以有效地使人远离忧郁症状，促进睡眠。

大枣：大枣性味甘平，适用于大多数人食用，营养丰富，含有较多的维生素，被称为"天然的维生素"，另外还有较多的蛋白质、糖、钙、磷、铁等有益物质。大枣补血堪称第一，是中药里经常用到的，中医认为大枣可以"补中益气、滋脾土、润心肺、调营卫、缓阴血、生津液、悦颜色、通九窍、助十二经、和百药。"对气血虚弱引起的多梦、失眠、精神恍惚有显著疗效。晚饭后用大枣加水煎服或与百合煮粥食用能加快入睡时间。

莲子：莲子又称莲心，是采自荷花的莲蓬里的坚果。莲子是一种珍贵的纯天然保健食品，在古代是御膳房的必备之物。中医认为莲子有收敛强壮的作用，能补中、安心、止泻。《本草纲目》中记载："莲子可以厚肠胃。"莲子主要适用于夜寐多梦、遗精淋浊、崩漏带下、心悸失眠等症。莲子还具有清心火，滋养补虚、止遗涩精的作用，对于青年人梦多、遗精频繁或滑精者，服用莲子有良好的作用。近年来，生物学家证实莲子中含有的莲子碱、芳香苷等成分有镇定作用。这些成分进入人体后可促进胰腺分泌胰岛素，进而增加5-羟色胺的供给量，发挥助眠效果。

苹果：苹果不但富含果胶、蛋白质、维生素B族、维生素C、锌等多种使人安神镇静的元素，而且其含有果糖、苹果酸以及浓郁的芳香味，可以诱发机体产生一系列反应，生成血清素。晚上吃点苹果，能催人入眠。

4. 肉类

猪心：中医早已认识到动物的脏器与人体的脏器在形态、组织、功能上十分相似。在人体内脏功能发生病变时，用相应的动物内脏来治疗，往往能收到一定的疗效。著名医学家李时珍说过："以胃治胃，以心归心，以血导血，以骨入骨，以髓补髓，以皮治皮。"这里就非常清楚地说明了中医中的"以脏治脏""以脏补脏"及"以类补类"的养生原则是被广泛认可的。现代医学分析证明猪心是一种营养非常丰富的食品，它含有蛋白质、脂肪、钙、磷、铁、维生素B_1、维生素B_2、维生素C以及烟酸等。钙是天然的肌肉松弛剂和镇定剂，而维生素 B_1、维生素 B_2 可以与维生素 B_{12} 共同发挥作用，促进色氨酸转化为烟碱酸。烟碱酸能够延长快速眼动期的睡眠时间，减少夜间觉醒次数，防治失眠。

猪蹄：猪蹄是人们喜欢食用的营养佳品，尤其为一部分中老年人所喜爱。中医认为，猪蹄性平，味甘咸，具有补虚弱，填肾精，健膝利足等功效。现在医学研究表明，猪蹄中含有较多的胶原蛋白质、脂肪和碳水化合物，并含有钙、磷、镁、铁以及维生素 A、维生素 D、维生素 E、维生素 K 等有益成分。猪蹄中的胶原蛋白由众多的氨基酸组成，这些氨基酸不仅能在人体内参与合成胶原，而且它在大脑细胞中是一种中枢神经抑制递质，能产生对中枢神经的镇定作用。因此，食用猪蹄有利于减轻中枢神经过度兴奋，对焦虑状态及神经衰弱、失眠等也有改善作用。

5. 调味品

蜂蜜：蜂蜜是人们最喜欢食用的甜味剂。由于其性味甘、平，有润肺补中，缓急解毒，润肠通便的功效，中医将蜂蜜列为健康与保健的上品。蜂蜜自古也最受人们的重视，《本草纲目》中就有睡前服用蜂蜜，可治失眠的记载。蜂蜜是人们生活中常用的天然营养佳品，又是中药的重要配药材料，而且专家认为蜂蜜所含的糖80%是易于消化的葡萄糖和果糖，而且其比例非常合适，能够直接为人体所吸收利用，并可以营养大脑，助人睡眠。现代医学认为在饮用蜂蜜的基础上，再饮一杯温开水，体内会产生大量的血清素，对烦躁而不易入睡者，可使大脑皮质受到抑制而较快进入安睡状态。如果每晚睡前往你的温牛奶或温开水中放入少量蜂蜜，一些葡萄糖能促使你的大脑停止产生进食素，进食素是一种与保持清醒有关的神经传递素。

醋：醋是日常生活调味品之一，被人们称为提味灭菌的调料品。醋性味酸、甘，温；有活血化瘀、消食化积、解毒治癣的功效。在古代即入药，通常做药引用，也可内服外用，或炮制中药。医学证明，醋可治疗疾病，也可预防疾病。食醋疗法是一种既经济又方便的治疗方法，中医就有睡前服用醋防治失眠的说法。冷开水一杯，兑入一勺醋，睡前服用，有一定的解疲劳和助眠的作用，而且醋与能够防治失眠的食物相结合，效果更佳。

糖：糖是使人体工作的燃料。大脑主要以糖作为能量的来源，糖经过人体消化后，很容易转变为血液中的葡萄糖（即血糖）。所以因发怒而难以入眠时，可以在白开水中加糖饮用，糖在体内可以转化成大量血清素，及时地补充大脑，使大脑皮质受到抑制而进入睡眠状态。糖饮料虽然对防治失眠有益，但不可过量食用。多食会引起食欲减退、消化不良，尤其是长期喜欢食用甜食者，易增加体重，引起肥胖，血脂升高，对健康不利。失眠的糖尿病患者更应慎用。

五、医患互动空间

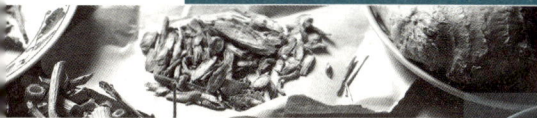

（一）专家答疑

1. 睡眠时间与年龄有怎样的关系?

睡眠时间因人而异，不同年龄的人对睡眠时间的需求是不完全相同的，通常是随着年龄的增长，睡眠时间逐渐缩短。年龄越小，其神经细胞的耐劳性越差，需要睡眠的时间也就越长；而到了老年，由于其大脑皮质功能不如青年人活跃，体力活动也大为减少，所以需要的睡眠时间也就随之减少。

另外，性别不同，睡眠时间也略有差异，一般女性比男性睡眠时间要长一些。事实上，成年人每天8小时睡眠只是一个平均数，每个人每天所需的睡眠时间差异很大，与年龄、习惯、性格、体温周期、健康状况、劳动强度、营养条件、工作环境、神经类型、季节、生活条件等多种因素有关，睡眠良好与否，不能单纯用时间的长短来衡量，更重要的还是应看睡眠的质量如何，一般来说，如果睡得较深沉，即使时间短一些，也不会影响人的健康和精力。

不同年龄的人每天所需的睡眠时间大致如下：

新生儿：除吃奶和换尿布外，其余时间都在睡，每天睡18~22小时。

1岁以下婴儿：每天应睡14~18小时。

1～2岁儿童：每天应睡13～14小时。

2～4岁儿童：每天应睡12小时。

4～7岁儿童：每天应睡11小时。

7～15岁儿童：每天应睡10小时。

15～20岁青少年：每天应睡9～10小时。

成年人：每天应睡8小时左右。

老年人：每天应睡5～6小时。

2. 如何提高睡眠质量?

失眠的时候不要给自己压力，因为压力会让你更睡不着。失眠是现代人生活中最易发生的一种症状，如何提高睡眠质量是人们普遍关心的问题。医学家为提高睡眠质量提出了一些好的建议，了解这些建议对提高睡眠质量大有好处，下面给您逐一介绍。

（1）周末不要睡得太晚：坚持有规律的作息时间，周末不要睡得太晚，如果你周六睡得晚，周日起得晚，那么周日晚上你可能就会失眠。

（2）睡前不要猛吃猛喝：在睡觉前大约2小时可吃少量的晚餐，不要喝太多的水，因为晚上不断上厕所会影响睡眠质量。晚上不要吃辛辣的富含油脂的食物，因为这些食物也会影响睡眠。

（3）睡前远离咖啡和尼古丁：建议你睡觉前不

要喝咖啡，晚上不要吸烟。

（4）选择合理的锻炼时间：下午锻炼是帮助睡眠的最佳时间，有规律的锻炼身体能提高夜间睡眠质量。

（5）保持室内适宜的温度：室温过低或过高都不利于睡眠，要保持室内适宜的温度。通常室温宜在16~24℃，夏季可提高到21~28℃，低于10℃或高于30℃，人们都有难以耐受的不良反应，影响睡眠。

（6）大睡要放在晚间：白天打盹可能会导致夜晚睡眠时间被"剥夺"，白天的睡眠时间应严格控制在1小时以内，且不能在3点以后还睡觉，否则可影响晚间的睡眠。

（7）保持居室安静：晚上睡觉时要保持居室安静，关掉电视机、收音机和电脑等，因为居室安静对提高睡眠质量是非常重要和有益的。

（8）选择舒适的床：床舒适与否对睡眠影响较大，一张宽敞舒适的床会给你提供一个良好的睡眠空间。

（9）居室光线要柔和：居室柔和的光线是正常睡眠的前提和基础，试问没有关灯就睡觉，强光刺激着能睡好吗？

（10）睡觉前要洗澡：睡觉前洗一个热水澡有

助于你放松肌肉，解除疲劳，可令你睡得更好。

（11）不要依赖安眠药：最好不要依赖安眠药助眠，在服用安眠药之前一定要咨询医生，建议服用安眠药的时间不要超过4周。

（12）注意足部保暖：有研究表明，双脚凉的人的睡眠质量通常要比双脚舒适温暖的人差。

（13）卧室里尽量不摆放花卉：因为花卉能引起过敏反应，对睡眠不利，若想摆放花卉的话，可摆放郁金香，因为郁金香通常不会引发过敏反应。

（14）选择合适的枕头：合适的枕头对睡眠大有帮助，枕头高度的选择，一般认为正常人仰卧位枕高12厘米左右，约与个人拳头等高，侧卧与肩等高较为合适，过高或者过低不仅易引发颈椎病，还影响正常睡眠。合适的枕头应是让人在躺下时颈椎的曲线呈S形，脸部的倾斜度约为5°。

（15）选择适当的睡衣：睡衣以纯棉为佳，且应宽松舒适，睡衣过于瘦小，把身体束得紧紧地，试问怎么能睡得安稳呢?

（16）保持心境平稳：只有保持心境平稳，清心寡欲，才能从根本上保证睡得甜美，心事重重，忧郁寡欢，急躁恼怒，尤其坐卧不安，是不可能睡好的。

3. 引发失眠的原因有哪些?

引发失眠的原因复杂多样,任何可引起大脑中枢兴奋性增加的因素都可能成为失眠的原因,消除这些原因是治疗失眠的重要一环。

环境因素、行为因素、疾病因素、精神因素以及药物和嗜酒因素等,都可以通过影响大脑正常的兴奋和抑制过程而导致失眠。同时,同一患者的失眠常可能不止一个原因,不过从现实生活来看,精神因素引发的失眠较为常见。

(1)环境因素:环境因素是引发失眠最常见的原因之一,居住环境嘈杂、住房拥挤、卧具的不舒适、空气污染或突然改变睡眠环境,噪声、强光的刺激,气温的过冷过热,以及蚊子、跳蚤等的侵扰都会影响睡眠而出现失眠。

(2)行为因素:不良的生活习惯,如睡前饮茶、饮咖啡、吸烟等;经常日夜倒班工作,以及长期夜间工作、流动性工作如出差等,都可致使睡眠节律改变而引发失眠。此外,生活无规律,入睡无定时,过度娱乐,以及跨时区的时差反应等,也均可引起体内生物钟节奏的变化而出现失眠。另外饮食过饥过饱、疲劳兴奋等,也可引起失眠。

(3)疾病因素:任何躯体的不适均可导致失

眠，失眠与很多疾病有关，或者说有不少疾病会引起失眠。失眠往往是一张"面具"，其背后常常还隐藏着其他疾病。诸如神经衰弱、精神分裂症、情感性疾病、绝经期综合征、甲状腺功能亢进、肺心病、过敏性疾病、中枢神经系统疾病、高血压、膀胱炎、冠心病、营养不良以及各种疼痛性疾病等，都可出现失眠。

（4）精神因素：精神因素是引起失眠的主要原因，生活和工作中的各种不愉快事件致使焦虑、忧愁，过度的兴奋、愤怒，持续的精神创伤导致的悲伤、恐惧等，均可引起失眠或加重失眠。多数失眠者因为工作压力大，过于疲惫和思虑过多而阻碍良好的睡眠。患者由于过分地关注自身睡眠问题反而不能保证正常的睡眠，有时即使睡着了也是噩梦不断，出现恶性循环。

（5）年龄因素：失眠与年龄密切相关，年龄越大越容易失眠，老年人入睡时间往往延长，再加上夜尿多、睡眠浅、易醒等原因，因此老年人失眠的发生率比年轻人要高得多。

（6）药物和嗜酒因素：药物是引起失眠的另一重要原因，有些失眠纯粹是由药物引起的，即药源性失眠。能引起失眠的药物，常见的有平喘药、安定药、利尿药、强心药、降压药、对胃有刺激的药以及中枢兴奋药等。另外，长期服用安眠药，一旦戒断也会出现戒断症状，比如睡眠浅、噩梦多等。偶尔适量饮酒可能有促进睡眠的作用，但若长期饮酒，就像吃安眠药一样会上瘾，久而久之将影响正常睡眠，出现失眠。

4. 什么样的睡眠姿势最恰当？

睡眠的姿势不当确实也会影响睡眠，甚至引发失眠。睡眠的姿势当以有利于入睡，睡得自然舒适为准。人的睡眠姿势一般是仰卧位或侧卧位，也有人采取俯卧位。《老老恒言·安寝》中说："如食后必欲卧，宜右侧以舒脾气。"睡眠时提倡"卧如弓"，采取略为弯曲的右侧卧位为好，这样四肢容易放到舒适的位置，使全身肌肉放松，有利于解除疲劳，易于入睡。同时右侧卧位心脏压力较小，有利于血液循环，可增加肝的供血量，有利于肝脏的代谢；右侧卧位也有利于食物在消化道内转运、吸收。仰卧位时，肌肉不能完全放松，睡熟后舌根易下坠而造成睡眠呼吸暂停，口水容易流入气管而引起呛咳。俯卧位时压迫胸腹部，影响心肺功能，不利于健康，所以不提倡俯卧位睡觉。

当然，任何事情都是相对的，虽然右侧卧位是最佳卧姿，但也因人而异，根据不同的情况灵活掌握。比如孕妇不宜经常右侧卧，因为这样使子宫容易向右旋转，会压迫腹部的下腔静脉，影响血液回流和循环，不利于胎儿的发育和分娩，孕妇的睡姿以左侧位较为合理。双侧肺结核的患者，不宜侧卧，而以仰卧为好。胸膜有病的患者一般宜采用"患侧卧位"，这样既不妨碍健侧肺部呼吸，又能使患侧得到一定程度的休息，有利于入睡和对疾病的治疗。心脏病心脏代谢功能尚好者可向右侧卧，以减轻对心脏的压迫而减少发病，但若已出现心力衰竭者，可采用半卧位，以减轻呼吸困难，切忌左侧卧或俯卧。

5. 失眠一定要用安眠药吗？什么情况下不需要用安眠药？

首先，失眠患者需不需要服用安眠药不能一概而论，要视具体情况而定。认为一旦失眠服用安眠药就可以了，以及担心安眠药有不良反应，不论失眠情况如何都不服用安眠药的做法都是错误的。

对于失眠患者而言，首先要分清是原发性的还是继发性的，再决定其治疗方法。失眠患者不一定要用安眠药治疗，对于继发性失眠，应先治疗引起失眠的疾病或以去除诱因为主，如饮咖啡、吸烟以及情绪变化等引起的失眠，则应先针对原因加以处理或治疗。一般来说，将引起失眠的原因解决后，失眠就会不治而愈。对原发性失眠的治疗，也不一定要用安眠药，首先要鼓励患者调整睡眠习惯，恢复其正常的生物钟节律。再向患者做一些必要的解释，因为睡眠时间因人而异，并不是每个人都需要睡足8小时，也不是衡量睡眠充足与否的重要指标，睡眠时间稍微短些对人体并无多大影响。患者了解这些后，根本不需要任何药物治疗便可自愈。较轻的失眠经过病因、心理、躯体松弛治疗即可治愈。安眠药只是在必要时才使用，且是暂时性的，不可长期服用，否则易产生耐受性和依赖性。

6. 什么时间服用治疗失眠的药物合适？

"这药饭前还是饭后服？""安眠药是不是应该晚上服？""什么时间服用治疗失眠的药物合适？"可以说是人们经常要问的问题。临床上，服药的时间和次数是根据药物的半衰期（指血浆中药物浓度下降一半所需要的时间）来决定的，为了维持恒定的有效血药浓度，达到满意的治疗效果，按规定合理安排服药时间是非常必要的。

每日给药的次数是根据24小时内药物在人体血液中的浓度变化制定出来的。半衰期在1～4小时的快速消除类的药物以静脉滴注为宜；半衰期在

4～8小时的中等消除类药物给药为每日3次；半衰期在8～12小时的慢消除类药物每天给药两次；半衰期大于24小时的极慢消除类药物浓度的波动幅度不会像其他药物引起的幅度大，所以每天只给药1次。

不少人服药时，认为"1日"是指白天而言，从而把"每日3次"用药的时间定在上午、中午、下午，或是图方便而定在三餐前后，这是不合理的，这里的"1日"是指一整天，即24小时。为了保证治疗效果和降低不良反应，并考虑到人们的作息规律，一日3次服药时间最好这样安排：早上7时，下午3时，晚上10时各一次。同时，每日2次或者4次，都应以24小时平均分配来安排服药时间才合理。

由于病情不同，所用药物不同，药物的吸收和代谢周期不同，所以每种药物的服用时间也不同。一般来说，镇定安眠药都在晚上睡前半小时左右服用。以下时间都可以服用安眠药：上床前15分钟感到可能睡不好，而次日还有重要的事情做；上床后30分钟不能入睡；夜间醒后不能再入睡，而且在预定起床时间前5小时。对于慢性失眠患者，每周都有3次以上不能自己入睡时，可以提前服药。服用安眠药最好要有时间间隔，也就是吃1周或

3～4天就停药1～2天，这样既可以把不良反应降到最低限度，又可以使药效保持在可能的高水平。如果感到服药和不服药睡眠差别不大，就应该停药了。

7. 运动锻炼对失眠有何作用？

适当的运动锻炼对失眠患者来说十分重要，运动锻炼确实能改善睡眠。美国著名医学家怀特曾说："运动是世界上最好的安定剂"。科学研究表明，15分钟轻快的散步后，放松神经肌肉的效果胜于服用400毫克甲丙氨酯（眠尔通）。

运动锻炼调治失眠的作用是综合的。坚持适宜的运动锻炼能促进机体血液循环和新陈代谢，改善组织器官的营养状态。运动锻炼可使管理肌肉运动的脑细胞处在兴奋状态，使管理思维的脑细胞得到休息，有利于缓解脑力疲劳，改善中枢神经系统的功能，提高大脑皮质细胞兴奋和抑制相互转化的能力，使兴奋与抑制过程趋于平衡。

心情抑郁、焦虑往往是失眠发生和发展的重要因素，适度的运动锻炼具有心理调节作用。近年来神经心理学家通过实验证明，肌肉紧张与人的情绪状态有密切关系，不愉快的情绪通常和骨骼肌肉及内脏肌肉收缩的现象同时产生，而运动能使肌肉在一张一弛的条件下逐渐放松，有利于解除肌肉的紧张状态，从而减少不良情绪的发生。运动锻炼过程可使人产生欣快和镇定感，可消除疲劳，使人心情舒畅，具有娱乐性，同时还增强了体质，产生了成就感。适当的运动锻炼能改变失眠患者的精神面貌，解除神经、精神疲劳，消除焦虑、易怒、紧张等情绪，使之保持良好的情绪，削弱心理因素对失眠的影响，有助于改善睡眠，消除头晕头痛、心烦急躁、心悸健忘等自觉症状。

8. 热水浴有助于改善睡眠吗？失眠者如何进行热水浴？

人们洗澡不仅是为了除汗去垢，清洁身体，同时也可以放松精神，消除疲劳。常言说："睡前沐浴睡更香"。忙碌了一天的人们，晚上睡前在热水里泡一泡，洗个热水澡，在享受惬意的同时也带走了一天的疲劳，能消除肢体的酸困不适，有助于睡一个好觉。

热水沐浴好处很多，热水浴有助于改善睡眠。首先，热水沐浴可以祛除汗污油脂和洁净皮肤，降低皮肤感染疾病的机会，有利于皮肤的健康。其次，热水沐浴可加速血液循环，有活血通络、舒筋止痛等作用，一些有关节肌肉酸痛或某些慢性疾病的患者，通过热水沐浴按摩及关节的活动，可使血脉通畅，减轻病痛。再者，沐浴能消除疲劳，有助于睡眠。沐浴时全身放松，肌肉及精神上的紧张得以松弛，尤其是晚上睡觉前在热水中冲一冲或泡一泡，可以消除一天的疲劳，使人轻松入睡。

热水沐浴有不少好处，确实能改善睡眠，但洗浴的方式应得当。如在热水中冲泡时间太长，会使血液大量集中于体表，影响内脏供应和其他功能，反使人产生疲劳甚至虚脱；水温太热会使皮肤水分流失，令皮肤干燥，易于老化；饭前饥饿时进行热水浴容易造成体位性低血压、脑缺氧，引起头晕心悸等。一般认为，失眠患者适宜在晚上睡觉前进行热水浴，热水浴的水温不宜太高，以38～40℃为宜，热水洗浴的时间也不宜过长，以10分钟左右为宜。最好将热水倒入浴缸中浸泡洗浴，效果优于淋浴。浴后要及时擦干身上的水分，防止受凉感冒，并适当喝些淡盐水、果汁饮料等，以补充水分和维生素。

9. 温度、湿度与睡眠关系密切吗？

通常，在15～26℃时，可获得安睡，而过冷和过热均会使人辗转反侧，难以入眠。人们在刚入睡时，由于身体主动降低体温设定值，所以需散热以降低体温。因此，入睡时室温的降低有助于体温的下降，也有助于入睡。入睡后体温虽较清醒时为低，但大致会维持恒定；但在进入快波睡眠时，体温则是随室温而变。如果室温下降过快，在快波睡眠时体温会急速下降，而过低的体温会促使睡者醒来，这也是许多人在后半夜或清晨因为冷的刺激而早醒的缘故。所以空调温度的设定最好能自动变换：在入睡时低一点，在入睡一两个小时后回升几度。另外，相对湿度为60%～70%时较适宜有助于睡眠。使用空调、暖炉时需注意湿度的维持，且室温需适宜，以防止过度流汗。此外，穿着吸汗性能较好的睡衣，也有助于身体周围适宜湿度的维持。

10. 睡姿与失眠的关系如何？

睡姿不当也会诱发失眠，应根据个人的具体情况，采取适当的睡眠姿势。有心脏疾患的人，最好采取右侧卧位，以免造成心脏受压而增加发病概率；脑出血或颅内高压者，应适当垫高头位；肺部疾病的病人除垫高头位外，还要经常改换睡侧，以利痰液排出；饱餐后胃腹胀满或肝系疾病者，以右侧卧位睡眠为宜，以利于胃内容物排入肠道；四肢有疼痛处者，应避免压迫痛处。总之，无论对于正常人还是病人都应该选择舒适或有利于病情的睡位，才能有助于睡眠。

11. 酒精与失眠的关系怎样？

酒精被用于帮助入睡，特别对心情紧张和焦虑的病人。晚上饮用少量红酒可能对睡眠有帮助。但是酒严重影响后半夜的睡眠，即晚上喝了酒后就会稀里糊涂地入睡，但往往又会在下半夜2~3时早早醒来，之后便再也无法入睡。从而导致第2天起床后头脑不清醒、睡眠不足。酒在入睡后仍在代谢，可激活交感神经，引起警觉增高、容易唤醒、深睡眠期的时间减少、心率加快、多梦和头痛。酒在体内什么时候完全代谢掉是由饮酒时间、饮酒量和个体的代谢速度决定的。一旦酒的血浓度达到零，人体就会出现一个广泛激活的反应：出汗、易唤醒、头痛、心率加快、做梦等，持续时间2~3个小时，而且可能有反跳性焦虑持续一整天，使得晚上更加难以入睡，所以酒不能改善睡眠。有人就戒酒对睡眠的影响进行了研究，结果显示，戒酒后病人都有严重的失眠，失眠可持续24个月。需要注意的是，乙醇像其他镇静剂一样，可抑制睡眠期的呼吸，加重阻塞性睡眠呼吸暂停和打鼾。睡眠打鼾的人应戒酒或尽量减少饮酒量。

12. 咖啡与失眠的关系怎样？

咖啡因是一种刺激物，有醒脑作用，能够减少总的睡眠时间。咖啡因的作用时间持续14小时。这种物质可见于咖啡、可可、可乐饮品和某些非处方药物（如抗感冒药、抗过敏药）。咖啡因能引起大脑兴奋。一次饮用300毫克咖啡因就能减少快波睡眠，饮用500毫克就能导致睡眠中的唤醒作用。但存在个体差异，对于要求在安静状态下才能入睡的个体，饮用咖啡因很容易失眠，而在嘈杂环境下能够入睡者使用咖啡因不容易失眠，甚至有助于睡眠。一般认为，上床前使用咖啡因或白天饮用太多咖啡，会增加精力和觉醒感，而难以入睡。在下午4时以后使用咖啡因都会影响夜间睡眠。

13. 饮食与失眠有什么关系？

食用糙米等未经精处理的食品，有助于睡眠。一天的营养摄取量主要分布在早、午餐。白天食用富含蛋白质的食品和深海鱼油等，有助于体力和清醒度的维持，而晚上则以糖类含量高的食物为主，避免晚餐过度丰盛。临睡前尽量不进食，如觉得饥饿则喝杯麦片或米浆，以减少饥饿感。牛奶因含有色氨酸，有帮助睡眠的作用，但因其不易快速消化，睡前饮用也有可能干扰入睡。

14. 运动与失眠关系密切吗？

适当的运动能够改善睡眠，特别是每天进行规则的适当运动有助于提高睡眠质量，保证睡眠时间，但不要在傍晚以后进行运动，尤其在临睡前2小时内，否则容易导致交感神经兴奋性增高，全身血液循环加速，体温升高，从而影响睡眠。

15. 常见药物与失眠的关系如何处理？

据临床用药发现，许多药物都可引起失眠，现将这些易引起失眠的药物总结如下：

（1）降血压类药物：如甲基多巴、可乐定等，用量较大，如在睡前服用，会引起失眠甚至严重失眠。

（2）抗心律失常药物：如普萘洛尔（心得安）、普鲁卡因胺和丙吡胺（吡二丙胺）等，均对睡眠有影响。

（3）利尿药物：用于治疗心源性水肿、肺水肿、肾性水肿、肝硬化腹水等疾病，常用呋塞米（速尿）、依他尼酸（利尿酸）、氢氯噻嗪（双氢克尿噻）等药物，若血钾过低，会导致失眠。同时，服药后会引起病人夜间多尿，使人睡不安宁。

（4）镇定类药物：如地西泮（安定）等药物用量不当，可出现白天镇静，活动减少，夜间烦躁，通宵难眠的不良反应。

（5）抗精神病类药物：如丙米嗪、多赛平（多虑平）、阿米替林、哌甲酯（利他林）、苯丙胺等抗抑郁症药，也会使人兴奋。

（6）平喘类药物：如氨茶碱、麻黄素等。

（7）激素药物：碘塞罗宁、甲状腺粉等，均会使人兴奋，难以入睡。

因此，我们在指导病人用上述药物的同时，一定要考虑到这些药物对睡眠的影响，特别是那些已经存在失眠的病人，要选择对其睡眠影响小的药物。

16. 疾病与失眠的关系有哪些方面？

能够引起失眠的疾病很多，概括起来包括以下三个方面：

（1）精神疾病：包括情感障碍、焦虑、惊恐、精神分裂症、人格障碍、躯体形式障碍等。

（2）神经系统疾病：包括大脑变性疾病、痴呆、帕金森病、家族性致死性失眠、睡眠相关性头痛、癫痫等。

（3）其他躯体疾病：包括夜间心肌缺血、慢性阻塞性肺疾病、睡眠相关性哮喘、睡眠相关性胃、食管反流、消化性溃疡、纤维肌痛症、慢性疲劳、癌症、慢性肾功能不全、甲状腺功能亢进、艾滋病等。

17. 妇女月经周期与失眠有关吗?

妇女月经周期与失眠有关。妇女在排卵期间,睡眠会受到抑制,所以妇女在排卵期间身体肌肉活动加强,睡眠时间减少,生理和心理活动都会变得活跃起来,这是人繁衍后代的生物学本质所决定的,其目的是为了增加受精机会。而在排卵结束进入月经期这个阶段,睡眠会增加,常常有倦怠无力的感觉。

18. 为什么老年人看电视即可睡觉,上床却失眠?

不同年龄段人群的睡眠特征是不一样的,老年人的特点是睡觉–觉醒节律紊乱,主要表现是睡眠时间在昼夜之间重新分配,白天瞌睡增多,经常小睡,夜间睡眠减少,夜间睡眠浅而易醒,睡眠效率下降。因此,在很多老年人中可以观察到他们在白天或看电视、看书时容易打瞌睡,而到了夜间睡眠时间时却很难入睡。

19. 安眠药会引起失眠吗?

安眠药会引起失眠。使用催眠药物产生的耐受或戒断可引起失眠，称为"催眠药物依赖性失眠"。目前涉及较多的药物是巴比妥类和苯二氮䓬类药物。催眠药物依赖性失眠分为心理性依赖和躯体性依赖，躯体性依赖也就是药物成瘾。耐受性的产生存在个体差异，有些病人在使用治疗剂量的催眠药物相当长时间也不会出现药物耐受性，而有些病人在连续使用催眠药3周以上，突然中断治疗时，就可能出现严重的失眠。慢性失眠病人容易发生催眠药物依赖性失眠，尤其是药物剂量高、用药时间长者，存在紧张、焦虑或抑郁症状者也是本病的易患因素。

20. 安眠药引起的失眠有哪些表现？

安眠药引起的失眠可发生于任何年龄，但一般多见于老年人，女性多于男性，确切的患病率不详。起病前有使用安眠药或中断使用安眠药的背景，许多病人因失眠而使用安眠药物，在取得最初的疗效后，便开始担心形成药物依赖，而自行突然停药，此时反而出现严重的失眠。一部分病人在最初的疗效逐渐消失后，便以提高治疗剂量来抵消由于药物耐受而出现的疗效下降现象。随着治疗剂量的增加，白天的药物残留效应随之增加，而出现白天睡眠过多、反应迟钝、运动失调或协调性下降、言语含糊不清、视觉运动障碍、傍晚时情绪不安和紧张等。而在此时，病人更高度地关注催眠药物的疗效，并且错误地认为白天出现的上述症状与其夜间的失眠有关，会到处求医，不断接受多种催眠药物的治疗。由于病人自身常存在失眠的易患倾向，各种心理刺激因素易促发失眠。催眠药物剂量的增加，虽然能够使得失眠症状获得短暂缓解，但是由于耐受性的产生而逐渐抵消了所获得的这些效果，并可能引起白天思睡、功能受损，中断药物治疗又使得睡眠问题倒退到服药前的水平。因为再度失眠的主观感知比未用药时更差，从而使得病人再用安眠药物，导致病情反反复复，经久难愈。

21. 为什么有的人睡眠中会出现头痛？

有的人睡眠中会出现头痛，头痛的常见类型是偏头痛和丛集性头痛，但不包括紧张型头痛。偏头痛可由睡眠、应激、应激后放松、外伤、气压或天气变化、食物成分或饮食习惯等促发，因此睡眠本身就是偏头痛的诱发因素。睡眠中出现丛集性头痛的原因与睡眠期间出现的睡眠呼吸暂停和低氧血症有关。

22. 睡眠期间出现的头痛会导致失眠吗？

睡眠期间发生的头痛有一部分属于睡眠相关性

头痛，睡眠相关性头痛的临床特点是病人在夜间睡眠中因头痛发作而觉醒，或在晨间因头痛发作而觉醒。特征性表现为睡眠期反复出现的头痛发作，头痛的强度、频率和持续时间因人而异，但一般讲程度较重，所以会导致失眠。

23. 使用安眠药有哪些注意事项？

镇静催眠药物是一类对中枢神经系统产生抑制作用的药物，其抑制中枢神经系统的程度随着剂量的加大而逐渐加深，如小剂量产生镇静作用，中等剂量引起催眠作用，大剂量使用时可产生麻醉作用和抗惊厥作用，中毒剂量则使中枢明显抑制，出现昏睡、呼吸麻痹，甚至导致死亡。注意其镇静和催眠作用并无严格的差异，与剂量和个体差异有关。因此，在选用催眠药物时应注意以下几点：

（1）遵医嘱服药：病人自身很难详尽掌握催眠药物的使用剂量、方法，因此，失眠者应该去医院专科门诊就诊，在医生的指导下服药，而不可随便到药房自行买药服用，以免加重病情。因为有些疾病是禁止使用催眠药的，如睡眠呼吸暂停综合征。

（2）不宜长期连续服用：几乎所有的催眠药物长期连续服用后都可产生耐受性和依赖性，在突然停药时易发生戒断症状，导致更严重的失眠。因此，要严格控制使用时间，同一种药物一般不宜连续使用超过4周。

（3）间歇给药：对于需长期服药者可采用间歇给药方法，如假日服药法，即每周五、六服药1～2次，其他时间不服药，这样可避免药物耐受性的产生，又可保证1～2个晚上充分的睡眠。

（4）避免从事危险性工作：作用时间较长的催眠药物，使用后常有延续效应，次日白天可引起困倦、头晕、嗜睡等症状，这对于从事机械工作的人有潜在的危险性。因此，服药者应避免从事机械操作或驾驶车辆等危险工作，以免发生事故。

（5）避免与中枢抑制药物合用：如应避免与抗组胺药、镇痛药和酒精等合用，因为合用时对中枢神经系统有协同抑制作用，可出现严重后果。

（6）催眠药物有肌肉松弛作用，易导致步态不稳，故应在睡前服用，服用后即上床，不宜再活动做事，以防跌倒致伤。老年人剂量宜少，尤其是短半衰期药需慎用，因易引起步态不稳和意识模糊。

（7）严格掌握禁忌证：呼吸道阻塞性疾病、睡眠呼吸暂停综合征病人禁用催眠药物；肝肾功能不全者尤其慎用巴比妥类；哺乳期妇女和孕妇应禁用催眠药物，尤其是妊娠开始3个月和分娩前3个月；儿童一般不主张使用催眠药物，除非用于治疗儿童夜惊、梦游症和癫痫。

（8）服药剂量要准确：镇静催眠药物的依赖性和不良反应的产生与长期大量用药密切相关。个别长期服用此类药物的病人，剂量越用越大，大剂量用药必然会带来危害，甚至导致意外。正确的选用方法是从小剂量开始，起效后就不宜连续使用。由于老年人代谢慢，药物在体内停留时间长，容易发生蓄积，增加毒副作用。因此，老年人使用催眠药的剂量应在成人常用剂量的3/4～4/5之间。

（9）定时正确减药：如失眠情况好转应逐渐减量。但值得注意的是不可立即停药，否则会影响治疗效果的巩固，甚至出现反跳现象。减量一定要有一个过程，先减少一半，巩固一段时间后再予减少，最后可用1/4剂量维持一个阶段。更换其他药物时，也要有逐渐交替的过程，以防换药不当使病情反复。

24. 何时进行运动有助于睡眠?

正确掌握运动的时间才能帮助睡眠，否则可能干扰睡眠。那么，对于失眠病人何时进行运动最合适呢？一般来说，失眠病人的锻炼时间以下午4～8点之间效果最好。英国一位医学家曾把一些志愿者分为两组，在同一天的上、下午分别进行相同种类和等量的运动，他们的活动疲劳程度也相同，而且，两组人都按规定在晚上同一时间上床睡觉，由电脑扫描记录仪检测每个人的睡眠情况。结果显示，早晨和上午运动的人，晚间睡眠的状况与日常差不多，而下午运动的那组人，则晚上的睡眠比平日好得多。这是由于下午运动距晚上睡觉的时间不太长，且运动时产生的一定程度的肌肉疲劳和所消耗的体力，在上床睡觉时仍未完全恢复，故下午运动更有助于睡眠。应该注意晚上运动应在睡前2～3小时进行，离睡眠时间过近，容易诱发兴奋激动而干扰睡眠。

25. 选择运动防治失眠应注意哪些问题？

运动疗法几乎适合所有的失眠病人，但在选择运动疗法时，为了保证安全并且起到催眠作用，应注意以下几点：

（1）选择运动项目因人而异：身体健康状况良好的病人，可选择稍剧烈的运动，如跳绳、打球等，运动时间可以长些，以增加身体疲惫感，进而安然入睡。如果身体健康状况差，或是老年人，应选择一些较为缓和的运动，如散步、打太极拳等。同时运动量应循序渐进，逐渐增加。如身体不适应所选择的运动，反而会影响睡眠。

（2）贵在长期坚持：有些选择运动疗法的病人往往不能达到预期改善睡眠的目的，分析其原因主要是由于不能够坚持运动。运动疗法产生防病治病养生的效果，是日积月累的结果。有些病人虽然懂得这一道理，但一遇到具体问题，便知难而退，以致难以见到效果。所以，既然选择了运动疗法，就要持之以恒，数年如一日地坚持下去，才能有效。

（3）选择适宜的天气环境：失眠病人进行运动应注意气候环境的选择。如果在不良气候环境下进行运动，不仅不能达到预期效果，反而对身体有害。如在多雾的环境中运动锻炼，因吸入雾中酚、苯、锰、铅、镍等多种有害物质，可导致呼吸道过敏性疾病的发生。有人还喜欢在马路边锻炼，这也非常有害健康。马路上车来车往，扬尘、废气弥漫，吸进肺里损害细支气管和肺泡，而且也不安全。

26. 老年失眠病人选择运动时应注意什么？

老年失眠病人常常伴有高血压、冠心病、脑血管意外等疾病，故应积极防治。研究证实，睡前进行适宜的运动对促进睡眠、提高睡眠质量有很大的帮助。老年人应根据自身的生理特点，选择适宜的运动项目，进一步改善睡眠和提高老年生活质量。

（1）运动不能过于激烈，运动量不宜过大：因为老年人心肺功能衰弱，动脉硬化，脑部供血量相对不足。如选择大量且激烈的运动会引起心率快速增加，心脏血流量增加，脑部供氧不足，易引起脑出血、心率异常等意外情况，严重时会有生命危险。另外，老年人骨质疏松，再加上神经反应迟钝，平衡能力和自控能力下降，激烈的运动易发生摔倒，导致骨折或其他损伤。

（2）选择合适的运动项目：老年人不能做头部向下的运动，如倒立、弯腰低头、翻滚、前俯后仰等。因为老年人血管壁弹性差，这些动作会使血液迅速流向头部，带来不适甚至产生危险。即便头部向下没有危险，从这一姿势迅速恢复到头部向上的正常位置时，血液又会快速地流向腹部和下肢，使脑部发生一过性贫血，出现昏厥，易摔伤。

（3）运动时避免憋气用力：老年人心肺功能不好，憋气会使肺、胸、腹内压明显增高，血液循环受阻，引起卒中。吐气后，血液恢复循环，急速流回心脏，冲击心脏血管，使血压骤然升高，很可能导致心肌梗死。因此，老年人应避免举重、引体向上、俯卧撑、拔河等运动。

27. 如何正确饮用牛奶以助睡眠？

牛奶是自然界唯一近于平衡完善的营养食物，

其富含的色氨酸是人体8种必需氨基酸之一，它不仅有抑制大脑兴奋的作用，还能使人产生困倦感。所以，饮用牛奶有助于睡眠。然而，牛奶在饮用方法、时间和储存等方面大有讲究，失眠病人如不能正确地饮用牛奶，不仅不能获得助眠作用，还会带来许多不良的影响。研究证明，牛奶含有两种催眠物质，一种是能促进睡眠的以血清素合成的色氨酸，另一种是具有麻醉镇静作用的天然吗啡类物质。如果在早晨饮用牛奶，因人的大脑皮质受到抑制，而影响白天的工作和学习。另外，因为牛奶的蛋白质需要经过胃和小肠分解成氨基酸后才能被人体吸收，如在早晨饮用牛奶不利于消化和吸收。专家建议牛奶最好在傍晚或临睡前30分钟饮用，不仅有利于吸收，还能够有效地提高睡眠质量。

28. 失眠病人应遵循哪些饮食治疗原则？

（1）晚餐不宜过饱：饮食过饱可增加胃肠道负担，可致胃部胀气而影响入睡。反之，胃中空虚，会因感到饥饿而影响睡眠。

（2）忌浓茶、浓咖啡、辣椒、胡椒粉，以及烟、白酒等一切刺激性食物。因为咖啡和浓茶均含有咖啡因，能够刺激大脑觉醒中枢，使人兴奋。酒对大脑的神经系统有双重作用，少量酒精对大脑起抑制作用，可使人昏昏欲睡，而过量酒精，反而使大脑兴奋。辣椒等辛辣食物会造成胃灼热和消化不良，进一步干扰睡眠。

（3）适当多食清淡而富有营养，特别是富含有各种必需氨基酸的优良蛋白质、维生素C、维生素E、维生素B的食品。

（4）适当多食含钙高的食品：如豆制品、牛奶、虾仁、海产品。钙质对人的精神状态有影响，血液中钙质偏低时，人会焦虑不安，易怒，严重时可出现抽搐、惊厥等症状。

（5）食用含适量脂肪的食物：研究证实，此类食物进入人体后，脑神经会分泌一种类似消化腺激素的物质，以诱人入睡。同时，由于脂肪类食物消化较慢，头部的血液向胃肠部集中会使人有困乏感觉。因此，晚餐可以食用含适量脂肪的食物，有助于睡眠。专家建议以摄取植物性脂肪为好。

（6）适当多食用富含色氨酸的食物，如鱼、肉、蛋、牛奶、酸奶、奶酪等。摄取充足的色氨酸，可诱导睡眠，这是由于色氨酸是合成与睡眠有关的5–羟色胺的原料。上床就寝前饮用一杯加适量糖的牛奶，则催眠效果更好。这是由于糖类可促进人体胰岛素的分泌，色氨酸在胰岛素的作用下，进一步转移到细胞内，产生能催眠的血清素。

（二）名医名院

1. 华北地区

所在地	医院名称	医院地址	姓名	职称
北京	中日友好医院	北京市朝阳区樱花东路2号	熊新英	主任医师/副教授
			田朝晖	主治医师
			李旭东	主治医师
			邵自强	副主任医师
			焦劲松	主任医师
	北京朝阳医院	院本部：北京市朝阳区工人体育场南路8号；京西院区：石景山区京原路5号	许兰萍	主任医师
	中国中医科学院望京医院	北京市朝阳区花家地街	陈　枫	主任医师/教授
	北京大学第三医院	北京市海淀区花园北路49号	沈　扬	主任医师
			张　燕	副主任医师/副教授
			徐迎胜	主任医师/副教授
			张英爽	副主任医师

续表

所在地	医院名称	医院地址	姓名	职称
北京	中国中医科学院西苑医院	北京市海淀区西苑操场1号（颐和园东侧）	宁　侠	副主任医师/副教授
			项宝玉	主任医师
			王小沙	副主任医师
			谢道珍	主任医师
	北京大学第一医院	北京市西城区西什库大街8号	俞敏萱	副主任医师/副教授
			黄一宁	主任医师/教授
	北京宣武医院	北京市西城区长椿街45号	詹淑琴	主任医师
			闵宝权	副主任医师
			高　利	主任医师/教授
			毛　薇	副主任医师
			姜凤英	主任医师/教授
	北京协和医院	东城区东单帅府园1号（东院）；西城区大木仓胡同41号（西院）	乔　雷	副教授
			彭　斌	主任医师/教授

续表

所在地	医院名称	医院地址	姓名	职称
北京	北京同仁医院	北京市东城区东交民巷1号（西区）；北京市东城区崇文门内大街8号（东区）	张晓君	主任医师/教授
			李　众	副主任医师
	北京天坛医院	北京市东城区天坛西里6号	马惠姿	副主任医师/副教授
天津	天津医科大学总医院	天津市和平区鞍山道154号	薛　蓉	主任医师/副教授
			张天林	主任医师/教授
			华跃松	主任医师/教授
	天津市第一中心医院	本部：天津市南开区复康路24号；东院：河东区新开路学堂大街21号	王文红	主任医师/教授
	天津市环湖医院	天津市河西区气象台路122号	石俊华	副主任医师

续表

所在地	医院名称	医院地址	姓名	职称
天津	天津市中医院	天津市红桥区北马路354号（原二中心医院原址）	宫　军	主任医师
河北	河北医科大学第二医院	河北省石家庄市和平西路215号	贺　丹	主任医师
	河北省中医院	石家庄市中山东路389号	傅如华	主任医师/教授
	河北大学附属医院	河北保定市裕华东路212号	史福平	副主任医师
山西	山西医科大学第一医院	太原市解放南路85号	刘玉玺	主任医师/教授
	山西省中医院	太原市并州西街16号（总院）	焦黎明	主任医师

续表

所在地	医院名称	医院地址	姓名	职称
内蒙古	包头市中心医院	包头市东河区环城路61号	刘国荣	主任医师/教授
	通辽市医院	通辽市科尔沁区科尔沁大街668号	吴占福	副主任医师

2. 华东地区

所在地	医院名称	医院地址	姓名	职称
上海	复旦大学附属中山医院	本部：上海市徐汇区枫林路180号；延安西路分院：长宁区延安西路1474号	董继宏	副主任医师
	上海市精神卫生中心	上海市徐汇区宛平南路600号（总院）；上海市闵行区沪闵路3210号（分院）	焦玉梅	副主任医师
			袁训初	副主任医师
			易正辉	主任医师
			周　卉	副主任医师

续表

所在地	医院名称	医院地址	姓名	职称
上海	上海仁济医院	东院地址：上海市东方路1630号；西院地址：上海市山东中路145号；南院地址：上海闵行区浦江镇江月路2000号；北院地址：上海市灵山路845号	张　瑛	主任医师/教授
			陆钦池	主任医师/教授
	上海新华医院	上海市杨浦区控江路1665号	应　黎	副主任医师
	上海长海医院	上海市杨浦区长海路168号	谢惠君	主任医师/教授
	上海瑞金医院	总院：上海市瑞金二路197号（永嘉路口）；北院：嘉定区嘉定新城中心区（马陆镇）希望路999号	王　瑛	主任医师/教授

续表

所在地	医院名称	医院地址	姓名	职称
上海	上海华山医院	本院：上海市乌鲁木齐中路12号；东院：浦东新区红枫路525号（近明月路）；北院：宝山区陆翔路108号	朱国行	主任医师/教授
			李乃忠	主任医师/教授
			吴波水	副主任医师/副教授
	上海市中医医院	芷江路门诊：上海市芷江中路274号	李文涛	主任医师/教授
江苏	江苏省人民医院	南京市广州路300号	董海蓉	副主任医师/副教授
	江苏省中医院	南京市秦淮区汉中路155号	韩　旭	主任医师/教授
			顾锡镇	主任医师/教授
			王　宁	主任医师
			于顾然	主任医师
	南京军区总医院	江苏省南京市玄武区中山东路305号	鲁　刚	主任医师
	南京鼓楼医院	本院：南京市中山路321号；北院地址：南京市中山北路53号	管得宁	副主任医师
			蔡松泉	副主任医师

续表

所在地	医院名称	医院地址	姓名	职称
江苏	南京市第一医院	本部：南京市长乐路68号；南院：南京市雨花台区共青团路32号；东院：南京市白下区石门坎2号	杨　杰	主治医师
	东南大学附属中大医院	江苏省南京市湖南路丁家桥87号	蔡雄鑫	主任医师
浙江	浙江大学医学院附属第二医院	浙江杭州市解放路88号	周　炯	副主任医师
	浙江大学医学院附属第一医院	浙江省杭州市庆春路79号	郑旭宁	主任医师
	浙江中医药大学附属第一医院	湖滨院区：杭州市邮电路54号；下沙院区：杭州市经济技术开发区9号大街9号	裘昌林	主任医师
			裴　君	副主任医师
			孙　岩	副主任医师
			姚　政	主任医师/教授
			陈　眉	主任医师/教授

续表

所在地	医院名称	医院地址	姓名	职称
浙江	温州医科大学附属第二医院	温州市学院西路109号	董其谦	主任医师/教授
			陈卫东	主任医师/教授
	金华市人民医院	金华市新华街228号	程赣萍	副主任医师
	温州医科大学附属第二医院	温州市学院西路109号	董其谦	主任医师/教授
			陈卫东	主任医师/教授
安徽	安徽省立医院	安徽省合肥市庐江路17号	王国平	主任医师/教授
	安徽医科大学第一附属医院	安徽省合肥市绩溪路218号	陈贵海	主任医师/教授
			任于果	主任医师
	合肥市第二人民医院	合肥市和平路246号	徐文安	主任医师/教授
	安庆市立医院	安庆市人民路352号	莫家驹	主任医师/教授
	安徽省中医院	安徽省合肥市梅山路117号	董　婷	主治医生
山东	山东省立医院	济南市经五纬七路324号	陈　健	副主任医师

续表

所在地	医院名称	医院地址	姓名	职称
山东	山东大学齐鲁医院	济南市文化西路107号	郭　斌	主任医师/副教授
	济南军区总医院	山东省济南市天桥区师范路25号	尚明谦	主任医师/教授
			郭述苏	主任医师/教授
	山东省千佛山医院	济南市经十路16766号	唐吉友	主任医师/教授
			王爱华	主任医师/教授
	青岛大学医学院附属医院	青岛市江苏路16号（总院）；青岛市黄岛开发区五台山路1677号（黄岛分院）；青岛市崂山区海尔路59号（东部分院）	滕继军	副主任医师/副教授
	青岛市立医院	西院：青岛市胶州路1号；东院：青岛市东海中路5号；皮肤病防治院：青岛市安徽路32号；北九水疗养院：青岛崂山北宅北九水	徐旭日	主任医师/教授

续表

所在地	医院名称	医院地址	姓名	职称
山东	山东省中医院	山东省济南市文化西路42号	冯占元	主任医师
江西	南昌大学第二附属医院	江西省南昌市民德路1号	彭德潜	主任医师/教授
	江西省人民医院	阳明路门诊：南昌市阳明路392号；北京西路门诊：南昌市北京西路门诊128号；爱国路门诊：南昌市爱国路92号；二经路门诊：南昌市二经路84号	吴晓牧	主任医师/教授
	南昌市第一医院	江西省南昌市象山北路128号	黄小卿	副主任医师
江西	九江市第一人民医院	九江市塔岭南路48号	王士列	副主任医师
	江西省中医院	南昌市八一大道445号	刘中勇	主任医师/教授

3. 华南地区

所在地	医院名称	医院地址	姓名	职称
福建	福建协和医院	福建省福州市新权路29号	肖迎春	副主任医师
	福建省立医院	福建省福州市东街134号	汪银洲	主任医师/副教授
	福建医科大学附属第一医院	福建省福州市茶中路20号	林　红	主任医师/副教授
	南京军区福州总医院	福州市西二环北路156号	梅　珍	主任医师
			钟忠辉	副主任医师/副教授
	福州市第四医院	福州市南二环路451号	莫夸耀	主任医师
			张仁川	主任医师/教授
			陈元生	主任医师
	福建医科大学附属第二医院	福建省泉州市中山北路34号	林健康	主任医师/副教授
			叶励超	主任医师
	厦门大学附属第一医院	厦门市镇海路55号	童绥君	主任医师/教授

续表

所在地	医院名称	医院地址	姓名	职称
福建	厦门大学附属中山医院	厦门市湖滨南路201–209号	王显铜	主任医师
海南	海南省中医院	第一门诊：海口市和平北路47号；第二门诊：海府一横路（武警大厦后门旁）；第三门诊；海府路31号（省委大门左侧）	张永杰	主任医师/教授
	海南省人民医院	秀英区：海南省海口市秀英区秀华路19号；龙华区：海南省龙华区龙华路8号	文国强	主任医师
	海南农垦总局医院	海口市白水塘路48号	蔡　毅	副主任医师
	海南省中医院	海口市和平北路47号	周晓晖	副主任医师

续表

所在地	医院名称	医院地址	姓名	职称
广东	广东省人民医院	广州市中山二路106号（中山二路和东川路交界处）	高国栋	副主任医师
			叶瑞繁	副主任医师
			何池忠	副主任医师
			刘新通	主任医师/副教授
			汪　琴	副主任医师
	中山大学附属第一医院	广东省广州市中山二路58号	姚晓黎	主任医师
			陈子怡	副主任医师
			方燕南	主任医师/副教授
			马耕田	副主任医师
			方莹莹	副主任医师/副教授
	中山大学孙逸仙纪念医院	本院：广州市沿江西路107号；南院：广州市海珠区盈丰路33号	刘中霖	副主任医师/副教授
	广州军区总医院	广东省广州市流花路111号	杨红军	副主任医师
			邹海强	副主任医师/副教授
	佛山市第一人民医院	广东省佛山市禅城区岭南大道北81号	张虹桥	副主任医师

续表

所在地	医院名称	医院地址	姓名	职称
广东	北京大学深圳医院	广东省深圳市福田莲花路1120号	周芬莉	副主任医师
	深圳市人民医院	深圳市东门北路1017号	高书勤	主任医师
	广东省中医院	广东省广州市大德路111号	老膺荣	主任医师/副教授

4. 华中地区

所在地	医院名称	医院地址	姓名	职称
河南	河南省人民医院	河南省郑州市纬五路七号（经三路与纬五路交叉口向东100米）	李东升	住院医师
			史晓红	副主任医师
			徐长水	主任医师/教授
	郑州大学一附院	郑州市建设东路1号	贾延劼	主任医师/教授
			方树友	主任医师/教授
			赵莘瑜	副主任医师/副教授

续表

所在地	医院名称	医院地址	姓名	职称
河南	郑州大学附属洛阳中心医院	河南省洛阳市中州中路288号	任向阳	副主任医师/副教授
	安阳市人民医院	安阳市解放路72号	齐尚书	副主任医师
	河南省中医院	郑州市东风路6号	孟　毅	主任医师/教授
湖北	武汉协和医院	湖北省武汉市解放大道1277号	胡　波	主任医师/教授
			张允建	主任医师/教授
			梁直厚	主任医师/教授
			彭　海	主任医师/教授
			邢宏义	主任医师/教授
	武汉同济医院	湖北省武汉市解放大道1095号	徐沙贝	副主任医师/副教授
			薛　峥	副主任医师/副教授
	湖北省人民医院	湖北省武汉市武昌区张之洞路（原紫阳路）99号解放路238号	谭来勋	主任医师/教授

所在地	医院名称	医院地址	姓名	职称
湖北	武汉市第一医院	湖北省武汉市中山大道215号（总院），武汉市发展大道1号（汉西分院），洪山区石牌岭路石建村洪达街2号（武昌皮肤门诊部）；汉阳区王家湾二桥街玫瑰街37号（汉阳皮肤门诊部）	梅俊华	主治医师
	湖北省中医院	本部：湖北省武汉市武昌区胭脂路花园山4号；凤凰门诊部：中山路320号	谭子虎	副主任医师/副教授
			刘　玲	副主任医师
			涂晋文	主任医师/教授
			陈克进	主任医师
			熊家平	主任医师/教授

续表

所在地	医院名称	医院地址	姓名	职称
湖北	湖北省中医院	湖北省武汉市武昌区胭脂路花园山4号	周小宁	主任医师/教授
湖南	中南大学湘雅医院	中国湖南长沙市湘雅路87号	许宏伟	主任医师/教授
	湖南省人民医院	湖南省长沙市解放西路61号	高小平	主任医师/教授
			胡美伦	主任医师/教授
	湖南中医药大学第二附属医院	湖南省长沙市蔡锷北路233号	朱　莹	主任医师/教授
	南华大学附属第二医院	衡阳市华新开发区解放大道35号（新院）；衡阳市石鼓区解放路30号（老院）	黄应恒	主任医师/教授
			汤永红	主任医师/教授

续表

所在地	医院名称	医院地址	姓名	职称
湖南	株洲市中心医院	天元区长江南路116号（总院）；株洲市车站路23号（老院）	包正军	主任医师/教授
	湖南省中医院	湖南省长沙市蔡锷北路233号	吴清明	主任医师/教授

5. 东北地区

所在地	医院名称	医院地址	姓名	职称
辽宁	中国医科大学附属盛京医院	南湖院区：沈阳市和平区三好街36号；滑翔院区：铁西区滑翔路39号	金　武	主任医师/副教授
			郭　阳	主任医师/教授
	中国医科大学附属第一医院	沈阳和平区南京街155号	徐万鹏	副主任医师/副研究员

续表

所在地	医院名称	医院地址	姓名	职称
辽宁	辽宁中医药大学附属医院	中国辽宁省沈阳市皇姑区崇山东路72号	田维柱	主任医师/教授
			黎　凯	主任医师/教授
			海　英	副主任医师
			王晓红	主任医师/教授
			李文金	主任医师/教授
	大连医科大学附属第二医院	总院：大连市沙河口区中山路467号；北院：甘井子区山中街216号	鲍海萍	副教授
	大连大学附属新华医院	大连市沙河口区万岁街156号（原老五院）	白　鹰	主任医师/教授
	大连市友谊医院	大连市中山区三八广场8号	刘　萍	主任医师/教授

续表

所在地	医院名称	医院地址	姓名	职称
黑龙江	哈尔滨医科大学附属第一医院	门诊部：哈尔滨市南岗区大直街199号；住院部：哈尔滨市南岗区邮政街23号	张忠玲	主任医师/副教授
			毕　胜	副主任医师/副教授
	哈尔滨医科大学附属第二医院	哈尔滨南岗区保健路148号	闫晓波	主任医师/教授
	哈尔滨市第四医院	哈尔滨市道外区靖宇街119号	刘玉驰	主任医师
	大庆市第四医院	黑龙江省大庆市让胡路区中央大街198号	赵喜才	副主任医师
	黑龙江省中医院	哈尔滨市香坊区三辅街142号	董建萍	主任医师
吉林	长春市中心医院	长春市人民大街1810号	程永杰	主任医师/教授
			高　旋	主任医师/教授

续表

所在地	医院名称	医院地址	姓名	职称
吉林	吉林市中心医院	吉林市南京街4号	田　峰	主任医师/教授
			王雪梅	主任医师/教授
	北华大学附属医院	吉林市解放中路12号	贾晓静	副主任医师/副教授
			周丽琴	副主任医师/副教授
	延边大学医学院附属医院	吉林省延吉市局子街119号	王玉书	副主任医师
	吉林省中医院	吉林省长春市朝阳区工农大路1478号	赵德喜	主任医师/教授

6. 西北地区

所在地	医院名称	医院地址	姓名	职称
陕西	西京医院	陕西省西安市长乐西路15号	刘永红	副主任医师/副教授
			吴中亮	主任医师/教授
			王津存	副主任医师/副教授

续表

所在地	医院名称	医院地址	姓名	职称
陕西	陕西省人民医院	西安市友谊西路256号	杨　谦	主任医师
	西安市中心医院	西安市西五路161号（南院）；西安市后宰门185号（北院）	田　晔	主任医师
	宝鸡市中医院	宝鸡市宝福路43号	李会仓	副主任医师
	宝鸡市人民医院	宝鸡市经二路新华巷24号	马宝山	副主任医师
			王耀峰	副主任医师
	陕西省中医院	西安市西华门4号	刘冬玲	主任医师
甘肃	兰州大学第二医院	甘肃省兰州市城关区萃英门82号	王天成	副主任医师/副教授
	甘肃省人民医院	兰州市东岗西路204号	李东燕	主任医师
	兰州大学第一医院	兰州市城关区东岗西路1号	陈　军	主任医师/副教授
	兰州市第一人民医院	兰州市七里河区吴家园1号	彭小兰	副主任医师

续表

所在地	医院名称	医院地址	姓名	职称
甘肃	嘉峪关市第一人民医院	甘肃省嘉峪关市新华中路26号	马雯霞	副主任医师
	甘肃省中医院	兰州市七里河区瓜州路418号	东 红	主任医师
宁夏	宁夏医科大学总医院	宁夏银川市兴庆区胜利南街804号	涂小平	主任医师
			杜晓莲	主任医师
	宁夏人民医院	新区医院（总院）：宁夏银川市金凤区正源北街301号；西夏医院：宁夏银川怀远西路148号	张 华	主任医师/副教授
	银川市中医院	宁夏银川市解放西街231号	张任城	主任医师
青海	青海省人民医院	青海省西宁市城东区共和路2号	吴世政	主任医师/教授

续表

所在地	医院名称	医院地址	姓名	职称
青海	青海大学附属医院	西宁市城西区同仁路29号	冶学兰	副主任医师/副教授
	青海红十字医院	青海省西宁市南大街55号	安占龙	副主任医师
	青海省中医院	西宁市城中区七一路338号	孙　巧	主任医师
新疆	新疆维吾尔自治区人民医院	新疆乌鲁木齐市天池路91号	朱　沂	主任医师
	新疆医科大学第一附属医院	新疆维吾尔自治区乌鲁木齐市鲤鱼山南路137号	阚美云	主任医师/教授
	新疆维吾尔自治区中医院	新疆乌鲁木齐市黄河路116号	刘　丰	主任医师
	乌鲁木齐市友谊医院	乌鲁木齐市胜利路558号	巴哈尔古力·亥衣台木	主任医师
			温切木·吾斯曼	副主任医师

续表

所在地	医院名称	医院地址	姓名	职称
新疆	新疆医科大学中医学院直属医院	乌鲁木齐市鲤鱼山南路46号	赵彦茹	主任医师

7. 西南地区

所在地	医院名称	医院地址	姓名	职称
广西	广西壮族自治区人民医院	广西南宁市桃源路6号	滕晓茗	主任医师
	广西中医药大学附属瑞康医院	广西南宁市华东路10号	任　丁	主任医师/教授
	广西医科大学附属第一医院	东院：广西南宁市双拥路6号；西院：广西南宁市大学西路32号	莫雪安	主任医师/教授
	广西江滨医院	广西南宁市河堤路85号	覃少东	副主任医师

续表

所在地	医院名称	医院地址	姓名	职称
广西	桂林医学院附属医院	桂林市乐群路15号	邱小鹰	主任医师/教授
四川	华西医院	四川省成都市武侯区国学巷37号	张裕平	教授
			袁光固	副主任医师/教授
	四川省人民医院	总院：四川省成都市一环路西二段32号	孙红斌	主任医师
			肖 军	主任医师
			董凌琳	副主任医师
			高国勋	主任医师
	成都中医药大学附属医院	四川省成都市金牛区十二桥路39号	孟昭蓉	主任医师/教授
			陈卫银	主任医师/副教授
			杨爱平	副主任医师/副教授
			杨克刚	主任医师/教授
			刘福友	主任医师/教授
	成都市第三人民医院	成都市青龙街82号	刘 艳	主任医师

续表

所在地	医院名称	医院地址	姓名	职称
四川	成都大学附属医院	四川省成都市二环路北二段82号	张志民	副主任医师
	四川省中西医结合医院	成都市人民南路四段51号	孟繁烨	主治医师
	绵阳市中心医院	绵阳市涪城区警钟街常家巷12号	段劲峰	主任医师
重庆	重庆医科大学附属第一医院	重庆袁家岗友谊路1号	曾可斌	副主任医师/副教授
			罗　勇	教授
			王学峰	主任医师/教授
			谢　鹏	主任医师/教授
	重庆大坪医院	重庆市渝中区大坪长江之路10号	张　猛	副教授/副教授
			蒋晓江	主任医师/教授
	重庆医科大学附属第二医院	中国重庆市临江路76号	王　健	副主任医师/副教授

续表

所在地	医院名称	医院地址	姓名	职称
重庆	重庆市中山医院	重庆市渝中区中山一路312号	蔡　敏	副主任医师
	重庆三峡中心医院	重庆万州区新城路165号	张书琼	主任医师/教授
	重庆市第五人民医院	重庆市南岸区仁济路24号（五院车站）	李兴贵	副主任医师
	重庆市中医院	庆市渝中区道门口40号	王竹行	主任医师
贵州	贵州省人民医院	贵阳市中山东路83号	李晓裔	主任医师/教授
	贵阳医学院附属医院	贵阳市贵医街28号	王艺明	主任医师/教授
	贵州省第二人民医院	贵阳市新添大道南段206号	刘江萍	主任医师
	贵阳市第一人民医院	贵阳南明区博爱路97号	刘伟民	主任医师

续表

所在地	医院名称	医院地址	姓名	职称
贵州	贵州中医学院	贵州省贵阳市宝山北路71号	朱广旗	主任医师
云南	昆明医科大学第一附属医院	云南省昆明市西昌路295号	杨昆胜	副主任医师
	云南省第一人民医院	云南昆明市金碧路157号	马　莎	主任医师/教授
			翟　明	主任医师/教授
			武绍远	主任医师/教授
	昆明医科大学第二附属医院	云南省昆明市西山区麻园1号	朱榆红	主任医师/教授
	云南省中医院	昆明市光华街120号	林亚明	主任医师/教授
	中国人民解放军第五十九医院	云南省开远市健民路147号	张　义	副主任医师/副教授
	保山市人民医院	保山市隆阳区永昌镇保岫西路94号	赵　祥	副主任医师

参考文献

1. 朱金成，赵成. 专家解答失眠［M］. 西安：第四军医大学出版社，2011.

2. 田洪江，易磊. 失眠症治疗预防与调护［M］. 北京：中国古籍出版社，2005.

3. 马莉华，唐晓红，高雄超. 睡眠障碍合理用药一册通晓——医学专家为你详细解答［M］. 北京：人民军医出版社，2013.

4. 周仲瑛. 中医内科学［M］. 北京：中国中医药出版社，2004.

5. 郭长青. 失眠［M］. 北京：中国医药科技出版社，2013.

6. 王海泉，陈爱军. 自我治疗失眠. 北京：中国中医药出版社，2012.

7. 李仲愚. 李仲愚临床经验辑要. 北京：中国医药科技出版社，2008.

8. 王志丹，陈少玫. 失眠症中西医治疗的研究进展［J］. 中西医结合心脑血管病，2013，11：3.

9. 杨甫德，陈彦方. 中国失眠防治指南［M］. 北京：人民卫生出版社，2012.

10. 章茂森，王全权. 安神和防治失眠美食便方［M］. 北京：人民卫生出版社，2013.

11. 尹国有，孟毅. 失眠诊治与调养疑问140解［M］. 北京：军事医学科学出版社，2012.

12. 王辉武. 中药临床新用［M］. 北京：人民卫生出版社，2003.

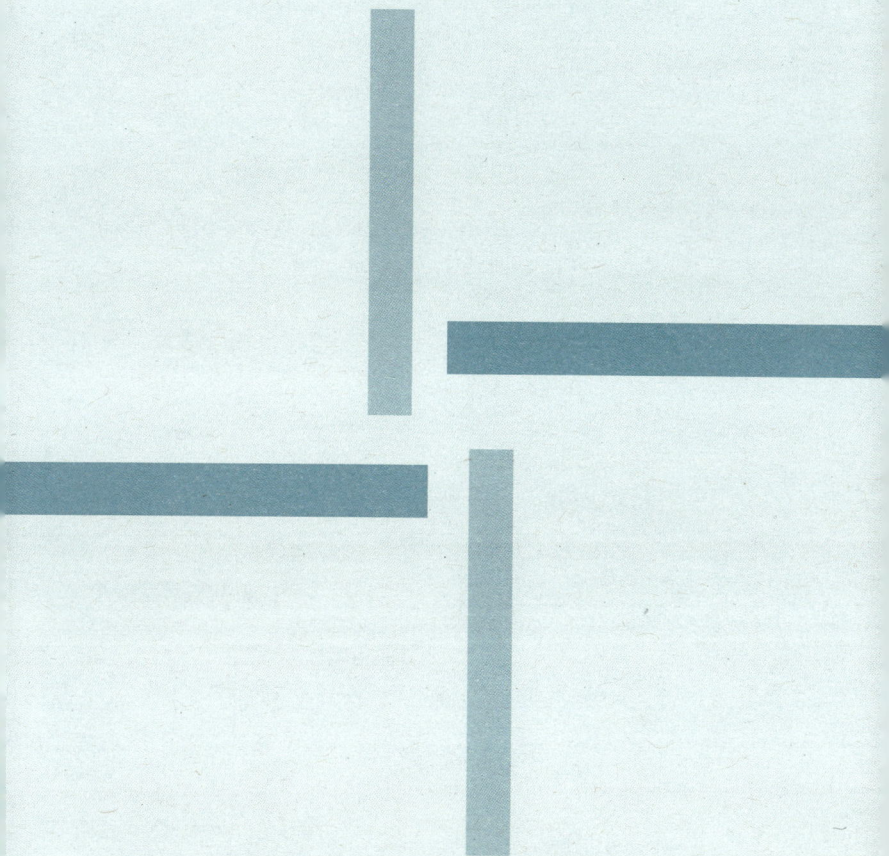